高原心脏病

科普知识问答

陈欣 汪汉 谢江 主编

四川科学技术出版社

图书在版编目（CIP）数据

高原心脏病科普知识问答 / 陈欣，汪汉，谢江主编 .
成都 : 四川科学技术出版社，2024. 10. -- ISBN 978-7-
5727-1562-4

Ⅰ . R541-44

中国国家版本馆 CIP 数据核字第 202401ZE51 号

高原心脏病科普知识问答
GAOYUAN XINZANGBING KEPU ZHISHI WENDA

主　编　陈　欣　汪　汉　谢　江

出 品 人	程佳月
策划组稿	杜　宇
责任编辑	夏菲菲
校　　对	王美琳
责任出版	欧晓春
出版发行	四川科学技术出版社
地　　址	四川省成都市锦江区三色路 238 号新华之星 A 座
	传真：028-86361756　邮政编码：610023
成品尺寸	130mm×185mm
印　　张	6.75　字　数　135 千
印　　刷	成都蜀通印务有限责任公司
版　　次	2024 年 10 月第 1 版
印　　次	2024 年 10 月第 1 次印刷
定　　价	38.00 元

ISBN 978-7-5727-1562-4

■ **版权所有　翻印必究** ■

邮购：四川省成都市锦江区三色路 238 号新华之星 A 座 25 层
邮购电话：028-86361770　邮政编码：610023

《高原心脏病科普知识问答》
编 委 会

主编 陈 欣 汪 汉 谢 江

编委 （按章节顺序排序）

陈 欣 游明元 齐灵垚 张艺文

唐 超 唐宋元 李昆蔚 聂 琼

谢 江 汪 汉 郑巧奇

目录
CONTENTS

第一部分　对照症状早就医

第二部分 明明白白去看病

第五部分 用药不适须就医

第六部分　出现并发症须就医

第七部分　监测指标异常应就医

对照症状早就医

对于长期生活在高原地区或计划前往高原地区的人群，了解高原心脏病的症状和体征是至关重要的。本部分将介绍高原心脏病的症状、预防和治疗方法。这有助于提高大家对高原心脏病的认识，促进早期诊断和治疗，改善预后，避免病情恶化和产生严重的并发症。

1. 什么是高原心脏病？

高原心脏病发生于处在海拔 3 000 米以上高原慢性低氧环境下的儿童和成人。其特征为严重的肺动脉高压和右心室肥大，重症患者可出现右心衰竭。高原心脏病患者的肺动脉压力明显高于高原健康居民。

2. 高原心脏病的诊断标准

（1）小儿高原性心脏病诊断标准：

①发病一般在海拔 3 000 米以上，少数易感者亦可于海拔 2 500 米左右发病。

②父母系平原人，移居高原后生育的子女或者在平原出生后移居高原的子女均易罹患。少数世居儿童也可发病。

③2 岁以内的小儿最为易感，但其他年龄的

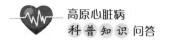
儿童亦可罹患此病。发病多为亚急性（数周至数月）经过。

④主要表现为呼吸困难、紫绀及充血性心力衰竭，有显著的肺动脉高压及极度右心肥大征象（包括心电图、超声心动图、脑部 X 射线摄片、心导管等检查两项以上证实）。

⑤排除渗出性心包炎、心肌病、先天性心脏病、风湿性心脏病等。

⑥转往海拔低处，病情即有明显好转。

（2）成人高原性心脏病的诊断标准：

①高原发病一般在海拔 3 000 米以上的移居者易患，世居者亦可罹患。

②临床表现主要为心悸、胸闷、呼吸困难、乏力、咳嗽、紫绀、肺动脉瓣第二心音增强或分裂为两个连续心音，重症者出现尿少、肝大、下肢水肿等右心衰竭征象。

③肺动脉高压征象表现为以下 4 项心电图（心电轴右偏及明显右心室肥厚）：超声心动图

（右室流出道 ≥33 mm，右室内径 ≥23 mm）；X射线胸片（右肺下动脉干横径 ≥17 mm 及／或右肺下动脉干横径与气管横径比值 ≥110）；心导管（肺动脉平均压 ≥3.3 kPa，约 25 mmHg）。无肺动脉压测定时，需具备以上两项方可诊断。

④排除其他心血管疾病，特别是慢性阻塞性肺疾病、肺心病。

⑤转至海拔低处病情缓解。

3. 高原心脏病的典型症状有哪些？

高原心脏病的典型症状主要包括：

（1）气促：在进行轻度运动或活动时，常常感觉吸不进气或者呼不出气，呼吸变得比平时更快、更急，严重者在休息时也会出现呼吸困难。

（2）心悸：在高原活动时会出现心跳加速，

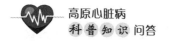
有时还伴有胸闷、胸痛等症状。

（3）头晕：在高原活动时，高原缺氧会影响大脑供氧，患者会感到头晕，甚至出现眩晕、视物模糊等症状。

（4）全身乏力、疲劳：高原缺氧会导致身体代谢率增加，高原心脏病患者常常感到身体乏力、疲劳，持续时间长，不易缓解，无法完成正常的日常活动。

（5）水肿：在高原活动时会出现水肿等症状，主要表现在双下肢，有时也会出现腹部水肿。

（6）恶心、呕吐：高原心脏病患者有时会出现恶心、呕吐等胃肠道症状，这些症状可能与缺氧引起的胃肠道反应有关。

（7）发绀：在高原缺氧的环境下，高原心脏病患者的唇部、耳垂与指甲床等处会变成青紫色。

早期识别和治疗高原心脏病对于预防病情进一步恶化和减轻症状至关重要。需要注意的是，这些症状可能不仅仅是高原心脏病的表现，还可能与其他健康问题也有关。只有经过专业医生的评估和确诊，才能确定是否患有高原心脏病，并制订相应的治疗计划。

4. 除典型症状外，高原心脏病还有哪些症状？

高原心脏病早期临床特点不明显，可能存在非典型症状，这些症状可能不易被察觉或易与其他疾病混淆，从而导致漏诊和延误治疗，以下是一些可能存在的非典型症状：

（1）睡眠问题：患者可能会出现睡眠障碍，如失眠、频繁醒来、夜间呼吸暂停等，这可能与心脏负荷增加等因素有关。

（2）心理问题：一些患者会出现焦虑、抑郁、情绪波动等心理问题。这可能是由疾病所带来的不适和对健康的担忧引起的，也可能与缺氧

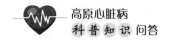
对大脑功能的影响有关。

（3）消化问题：部分患者可能会出现食欲减退等消化问题。这可能与心脏负荷增加、血液循环不畅导致胃肠道供血不足有关。

（4）记忆力和注意力问题：部分患者可能会出现记忆力下降、注意力不集中等问题。这可能与缺氧对大脑功能的影响有关。

需要指出的是，这些不典型症状因个体差异而有所不同，且并非所有患者都会经历这些症状，因此，如果出现上述症状，建议及时咨询医生进行评估和诊断，以确定是否与高原心脏病有关，并制订相应的治疗和管理计划。

5. 高原心脏病的易患人群有哪些？

某些人群可能更容易患上高原心脏病。首先，个体的遗传因素在高原心脏病的易感性方面起着重要作用。一些人可能天生对高海拔环境的适应能力较弱，容易出现心血管系统的不适应反应。其次，老年人和年幼的儿童相对更容易受到高原环境的不利影响。老年人的心血管系统功能可能已经有所下降，儿童的心血管系统尚未完全发育，因此对缺氧等环境变化的适应能力较弱。此外，患有基础心脏病、高血压、心脏瓣膜病等的人群也更容易受到高原心脏病的影响。

除了个体因素外，高原心脏病的发病还与暴露的高原环境条件有关。海拔高度是一个重要的因素，一般认为海拔超过 3 000 米的地区更容易引发高原心脏病。此外，长期居住在高原或频繁往返高原地区的人群也更容易罹患高原心脏病。

生活方式因素也对高原心脏病的易感性有一定作用。不良的生活习惯（如吸烟、饮酒过量、缺乏锻炼等）也会增加心血管系统的负担，进而增加患高原心脏病的风险。此外，肥胖和不良

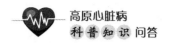
的饮食习惯也可能会加重病情。

高原心脏病的易感性是一个综合因素的结果，个体因素、环境条件和生活方式相互交织，共同影响着疾病的发病风险。

 小贴士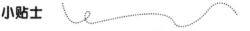

——高血压：在未使用降压药物的情况下，诊室收缩压（SBP）≥140 mmHg 和（或）舒张压（DBP）≥90 mmHg。根据血压升高水平，将高血压分为 1 级、2 级和 3 级：

1 级高血压（轻度）收缩压 140～159 mmHg 和（或）舒张压 90～99 mmHg

2 级高血压（中度）收缩压 160～179 mmHg 和（或）舒张压 100～109 mmHg

3 级高血压（重度）收缩压≥180 mmHg 和（或）舒张压≥110 mmHg

目前我国采用正常血压（收缩压＜120 mmHg

和舒张压＜80 mmHg）、正常高值［收缩压120～139 mmHg 和（或）舒张压80～89 mmHg］和高血压［收缩压≥140 mmHg 和（或）舒张压≥90 mmHg］进行血压水平分类。以上分类适用于18岁以上任何年龄的成年人。

——心脏瓣膜病是由多种原因引起的心脏瓣膜狭窄或（和）关闭不全所致的心脏疾病。正常情况下，心脏瓣膜开放使血液向前流动，心脏瓣膜关闭则可防止血液反流，从而保证心脏内血流的单向流动。当瓣膜狭窄时，心腔压力负荷增加；瓣膜关闭不全时，心腔容量负荷增加。这些血流动力学改变可导致心房或心室结构改变及功能失常，最终出现心力衰竭、心律失常等临床表现。心脏瓣膜病的常见病因包括炎症、黏液样变性、先天性畸形、缺血性坏死、创伤性等。

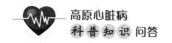
6. **有没有高原心脏病的家庭自测方法？**

目前没有特定的家庭自测方法来确认是否患有高原心脏病，但有一些指标和症状可以作为参考。

（1）自我观察症状：可自我观察一些常见的高原心脏病症状，如胸闷、气短、心悸、头晕、乏力等。如果在海拔较高的地区活动时频繁出现这些症状，可能会罹患高原心脏病。

（2）测量血压和心率：可定期测量血压和心率。如果持续出现高血压或异常的心率变化，应该咨询医生进行进一步评估。

（3）家族史调查：了解家族中是否有人曾患有高原心脏病，家族史可能是一个参考指标。

这些方法可作为初步的自我观察和筛查，但并不能确诊高原心脏病。如果存在可疑症状或风险因素，建议尽早去找专科医生就诊，医生会根据病史、体格检查、相关实验室检查及影像学等其他辅助检查来评估心脏功能和做出相应诊断。

7. 高原心脏病与其他心脏病有什么区别?

高原心脏病与其他心脏病在病因、发病机制和临床表现等方面存在一些区别。

（1）病因和发病机制：高原心脏病的主要病因是长期暴露于高海拔地区的环境，其中缺氧和低气压是主要因素。长期持续的低氧环境会导致心脏适应机制的改变，引发心血管病理生理变化，进而导致高原心脏病的发生。相比之下，其他心脏病的发病机制更多与心血管系统的结构或功能异常有关，如冠心病、心肌病、心律失常等。这些疾病可能与遗传因素、动脉粥样硬化、高血压、糖尿病等多种因素有关。

（2）症状和临床表现：高原心脏病的主要症状是胸闷、气短、心悸、乏力等，尤其在高海

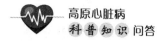
拔环境下更为突出。在严重的情况下，可能会出现心力衰竭的症状，如水肿、呼吸困难等。其他心脏病的症状和体征则根据具体的疾病有所不同。例如，冠心病常表现为心绞痛、胸痛，心肌病可能导致心力衰竭和心律失常，而心律失常则会引起心悸。

（3）检查和诊断：高原心脏病的诊断通常基于病史、临床症状以及相关的检查结果，如心电图、心脏超声等。其他心脏病的诊断可能需要更多的检查手段。例如，冠心病的诊断通常需要冠状动脉造影，心肌病可以通过心脏磁共振成像（MRI）来评估心肌结构和功能，心律失常的诊断则可能需要动态心电图监测、电生理检查等。

（4）预防和治疗：对于高原心脏病，最重要的预防措施是逐渐适应高原环境，并遵循适应原则，如避免过度劳累、饮食均衡、充分休息等。在治疗方面，药物治疗可以用于缓解症状和改善心脏功能；对于严重病例，可能需要心脏康复和手术治疗。其他心脏病的预防和治疗方法因具体疾病而异。一般来说，改善生活方式、控制危险因素（如高血压、高血脂、糖尿病等）、药物治疗和手术治疗等都是常见的预防和治疗策略。

 小贴士

——冠心病：冠状动脉粥样硬化性心脏病是指由于冠状动脉粥样硬化使管腔狭窄或闭塞导致心肌缺血、缺氧或坏死而引发的心脏病，统称为冠状动脉性心脏病或者冠状动脉疾病，简称冠心病，归属为缺血性心脏病，是动脉粥样硬化导致器官病变的最常见类型。

——心肌病：1995 年世界卫生组织（WHO）／国际心脏病学会联合会（ISFC）将心肌病定义为伴有心肌功能障碍的心肌疾病，并分为原发性和特异性心肌病。原发性心肌病包括扩张型心肌

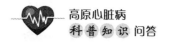
病（DCM）、肥厚型心肌病（HCM）、致心律失常型右室心肌病（ARVC）、限制型心肌病（RCM）和未定型心肌病。特异性心肌病这一术语现在用于描述与特异性心脏或全身性疾病相关的心肌疾病。

——动脉粥样硬化：动脉粥样硬化的特点是：受累动脉的病变从内膜开始，先后有脂质积聚、纤维组织增生和钙质沉着，并有动脉中层的逐渐退变和钙化，在此基础上继发斑块内出血、斑块破裂及局部血栓形成。现代细胞和分子生物学技术显示，动脉粥样硬化病变具有巨噬细胞游移、平滑肌细胞增生，大量胶原纤维、弹力纤维和蛋白多糖等结缔组织基质形成，细胞内外脂质积聚的特点。由于在动脉内膜积聚的脂质外观呈黄色粥样，因此称为动脉粥样硬化。

——心力衰竭：心力衰竭是多种原因导致心

脏结构和（或）功能的异常改变，使心室收缩和（或）舒张功能发生障碍，从而引起的一组复杂临床综合征，主要表现为呼吸困难、疲乏和液体潴留（肺淤血、体循环淤血及外周水肿）等。心力衰竭患者的心脏结构和功能存在较大差异，从左心室大小和左心室射血分数（left ventricular ejection fractions，LVEF）正常至重度心室扩张和（或）LVEF 显著降低。

——心律失常：心律失常是由于窦房结激动异常或激动产生于窦房结以外，激动的传导缓慢、阻滞或经异常通道传导，即心脏活动的起源和（或）传导障碍导致心脏搏动的频率和（或）节律异常。心律失常是心血管疾病中重要的一组疾病。它可单独发病，亦可与其他心血管病伴发。其预后与心律失常的病因、诱因、演变趋势、是否导致严重血流动力障碍有关，可突然发作而致猝死，亦可持续累及心脏而致其衰竭。

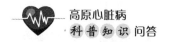
8. 高原心脏病对心血管有什么影响？

高原心脏病会对心血管产生一系列的影响，包括循环系统功能障碍、心血管适应机制的改变以及心肌损害。

（1）循环系统功能障碍：高原心脏病会对肺循环及体循环系统产生影响，包括心肺功能障碍和血流动力学改变。由于长期暴露于高海拔环境中，心脏需要更加努力地工作来弥补氧供应不足，这会导致心率增加、心输出量增加以及心脏收缩功能的改变，严重者可能发展为心力衰竭。此外，血管舒缩调节也会发生变化，可能导致血压升高。

（2）心血管适应机制改变：高原环境下的低氧刺激会引起一系列心血管适应机制的改变。这包括血液黏稠度增加、血红蛋白浓度增加、红细胞增多、血管新生等。这些适应机制旨在提高血氧供应，但可能导致心血管病理生理变化和高原心脏病的发生。

（3）心肌损害：高原心脏病可以导致心肌受损。在长期持续的低氧环境下，心肌细胞受到氧供应不足的影响，出现缺氧和氧化应激，导致细胞损伤和坏死，甚至导致心肌纤维化和心肌壁的结构改变。此外，还可以对心肌及心脏传导系统造成直接损害，从而引发心律失常，且所造成的损害往往不可逆。

9. 高原心脏病与高原反应有什么关系？

高原反应：高原反应是高原病中最常见的一种情况，是人到达一定海拔高度后，身体为适应因海拔高度而造成的气压差、含氧量少、空气干燥等的变化而产生的自然生理反应，海拔高度一般达到 2 700 米左右时，就会有高原反应。

高原心脏病和高原反应之间的关系可以总结

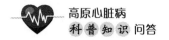

如下：

（1）高原心脏病是高原反应的一种特定表现：高原心脏病是高原反应的一种严重表现，涉及心脏和循环系统的异常变化，它是高原反应的一种进展，只有少数人会发展为高原心脏病。

（2）不是所有高原反应都会导致高原心脏病：大多数人在初次暴露于高海拔环境时会经历一定程度的高原反应，但并不是所有人都会发展为高原心脏病。只有一小部分人在长期暴露于高海拔环境时，由于心血管适应机制的失调，才可能出现高原心脏病。

（3）高原心脏病与心血管适应能力的差异有关：个体之间的心血管适应能力存在差异，这取决于多种因素，如遗传、健康状况和生活方式等。那些心血管适应能力较差的人更容易发展为高原心脏病。

（4）高原心脏病需要专业医学评估和治疗：由于高原心脏病的严重性，如果怀疑自己患有该病，应及时进行专业医学评估和治疗。在高海拔环境中生活或旅行的人群应特别关注高原反应和高原心脏病的发生情况，采取适当的预防和治疗措施。

10. 肺部疾病和高原心脏病有什么关系？

肺部疾病和高原心脏病之间存在着密切的关系，肺部疾病可增加患高原心脏病的风险或加重高原心脏病的严重程度。与高原心脏病有关的肺部疾病包括支气管哮喘、肺部感染、肺水肿、肺动脉高压、慢性阻塞性肺疾病（慢阻肺）、阻塞性睡眠呼吸暂停低通气综合征等。

支气管哮喘：支气管哮喘（简称哮喘）属于气道慢性炎症性疾病。这种慢性炎症与气道高反应性相关，通常出现反复发作性的喘息、气急、胸闷、咳嗽等症状，常在夜间和（或）清

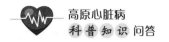
晨发作、加剧。有研究表明，高原地区的哮喘患者总数少于非高原地区，且高海拔地区空气密度较低，可以降低气道阻力，有助于哮喘患者的呼吸运动，有利于哮喘患者病情的改善。

肺部感染：高原人群因长期生活于海拔较高、低气压以及低氧环境中，使得上呼吸道充血干燥，加之受到寒冷刺激，极易引发上呼吸道感染，进而诱发肺部感染。肺部感染引发的高热不退会增加心肌的耗氧量，处于高原缺氧的环境时，会增加诱发高原心脏病的风险。

肺水肿：可根据病因分为心源性肺水肿和非心源性肺水肿两类，后者又可以根据发病机制的不同分成若干类型。临床上由于高血压性心脏病、冠心病及风湿性心脏瓣膜病所引起的急性肺水肿，占心源性肺水肿的绝大部分；非心源性肺水肿的病因众多且复杂，在此不一一列举。高原环境会加重心脏负担，使肺水肿病情加重，肺水肿导致的呼吸困难和缺氧又会增加高原心脏病的患病风险。

肺动脉高压：肺动脉高压分为原发性（或特发性）和继发性两类。其中原发性肺动脉高压是一种原因不明的、以肺中等或小动脉痉挛、硬化、狭窄引起血管床阻力增加，肺动脉压升高、右心衰竭为特点的进行性加重的疾病。在高原地区，空气中氧气含量较低，有发生肺动脉高压的可能。长期居住在高原上的人，如果出现慢性肺动脉高压，可能会发展成为高原性心脏病。

慢性阻塞性肺疾病（慢阻肺）：慢性阻塞性肺疾病是一组以气流受限为特征的肺部疾病，气流受限不完全可逆，表现为咳嗽、咳痰、呼吸困难等。该病主要累及肺部，但也可以引起肺外各个器官的损害。慢阻肺患者由于肺部功能受损，使氧气交换效率降低，并影响心脏的供氧和血液循环。因此，患有慢阻肺的人生活在高原地区可能会增加患高原心脏病的风险。

阻塞性睡眠呼吸暂停低通气综合征：由于环

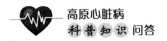

境低氧，阻塞性睡眠呼吸暂停低通气综合征患者
在高原呼吸暂停阶段血氧饱和度会更低，发生肺
动脉高压和高原肺水肿的风险也大。

因此，在高原地区生活或旅行的人群中，特
别是那些患有肺部疾病的个体，应密切关注肺部
和心脏的健康状况，及早发现和治疗相关疾病，
以减轻对心脏的负荷，保护心肺功能的稳定和
健康。

 小贴士

——肺动脉高压：肺动脉高压是由多种已知
或未知原因引起的肺动脉压异常升高的一种病理
生理状态，血流动力学诊断标准为：在海平面静
息状态下，右心导管测量平均肺动脉压
（mPAP）≥25 mmHg（1 mmHg = 0.133 kPa）。

11. 高原心脏病的发病机制有哪些？

在高原地区，由于氧气稀薄和气压降低，人体需要适应这种低氧环境，以确保足够的氧气供应到各个器官和组织。然而，部分个体心血管系统的适应能力不足，进而导致高原心脏病的发生。其发病机制涉及多个复杂的生理过程和相互作用。主要涉及长期暴露于高海拔地区低氧环境下引起的氧供需失衡、血管功能异常、心肌重构和炎症反应等。以下将详细介绍高原心脏病的发病机制：

（1）氧供需失衡：高海拔地区的氧气压力较低，氧气稀薄，导致氧供减少。人体为了适应低氧环境，会通过一系列生理反应来增加氧气供应和利用。然而，长期暴露于低氧环境下，氧供需平衡失调，即心肌需氧量增加，而氧供应不足，导致心肌缺氧。

（2）血管功能异常：长期暴露于高海拔低

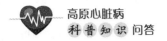

氧环境会导致血管功能异常。一方面，血管内皮细胞的损伤和功能异常会导致血管扩张功能减弱，影响血流的调节和心肌氧供；另一方面，血管平滑肌细胞的增殖和收缩功能改变会影响血管的张力和血液流动，进一步加重心肌缺氧。

（3）心肌重构：长期暴露于低氧环境下，心肌会发生结构和功能上的适应性改变，称为心肌重构，这包括心肌细胞肥大、纤维化、心肌收缩和松弛功能异常等。

（4）炎症反应：长期暴露于低氧环境会导致炎症反应的激活。低氧环境可以促进炎症细胞的激活和炎症介质的释放，引发炎症反应。炎症反应进一步加重心肌损伤和纤维化，导致心功能的恶化。

综上所述，高原心脏病的发病机制是一个复杂的多因素过程。长期暴露于高海拔地区低氧环境下，氧供需失衡、血管功能异常、心肌重构和炎症反应等相互作用，导致心肌缺氧、心功能障碍和心脏病理改变的发生。

12. 高原心脏病的危险因素有哪些？

虽然每个人在高海拔环境中的反应各不相同，但也存在一些常见的风险因素，可以增加个体患上高原心脏病的风险。下面将介绍一些主要的风险因素：

（1）高海拔暴露时间：暴露在高海拔环境的时间越长，患上高原心脏病的风险越高。长期暴露使心血管系统更难适应低氧环境，增加心脏负荷，导致心脏结构和功能的改变。

（2）高海拔程度：海拔越高，氧气稀薄程度越大，从而增加了患上高原心脏病的风险。通常，海拔3 000米以上被认为是高海拔地区。

（3）年龄：年龄是一个重要的风险因素，年轻人相对较少患上高原心脏病，而随着年龄的

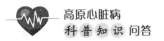
增长，风险也随之增加。这可能是因为年龄增长伴随着心血管系统的逐渐衰老，减弱了适应高海拔环境的能力。

（4）个体体质和基因：个体的身体状况和基因变异可能影响对高海拔环境的适应性。一些人天生具有更好的心血管适应能力，而另一些人可能更容易受到高海拔环境的不良影响。

（5）心血管疾病病史：已经存在心血管疾病的个体，如高血压、冠心病、心律失常等，更容易在高海拔环境中发展出高原心脏病。这些患者心血管系统的储备能力较低，更容易受到低氧环境的影响。

（6）体力活动和锻炼水平：高海拔地区通常需要进行较大的体力活动，如登山、徒步等。如果个体在高海拔环境下进行过度的体力活动，特别是缺乏适应期间的休息和恢复，会增加心脏负荷，导致心血管问题的发生。

（7）性别：一些研究发现，男性相对于女

性可能更容易患上高原心脏病。这可能与男性心血管系统的生理特征和激素水平有关，但具体机制尚不清楚。

（8）饮食和营养：饮食和营养状况对心血管健康至关重要。缺乏某些重要的营养素，如氧化剂和抗氧化剂，可能增加心脏受损的风险。

（9）饮酒和吸烟：饮酒和吸烟对心血管健康有负面影响，可能加重高海拔环境对心脏的损害。

（10）其他疾病和条件：一些慢性疾病（如慢性肺部疾病、肾脏疾病、贫血等）以及特定的生理状态（如妊娠），都可能增加患上高原心脏病的风险。

需要强调的是，这些风险因素并非单独作用，而是相互影响、综合作用的结果。每个人在高海拔环境中的反应是有差异性，某些人即使具备多个风险因素，仍然可能适应良好，而另一些人可能在少数风险因素的情况下就会出现心血管

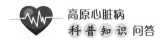

问题。

 小贴士

——抗氧化剂：抗氧化剂具有清除自由基，保护机体组织细胞，抗癌及预防心血管疾病等生理活性及保健功能，可降低多种疾病的发生风险。

常见的抗氧化剂包括：

①维生素C（抗坏血酸）：主要存在于新鲜的水果和蔬菜中，尤其是柑橘类水果、草莓、西红柿和绿叶蔬菜。

②维生素E（生育酚）：主要存在于植物油、坚果、种子和绿叶蔬菜中。

③β-胡萝卜素：存在于许多橙色和深绿色蔬菜中，如胡萝卜、南瓜、甜红椒和菠菜。

④硫辛酸：一种强大的抗氧化剂，存在于肉类、鱼类和菠菜、胡萝卜、番茄、花椰菜中。

⑤褪黑素：除了作为调节睡眠的激素外，褪

黑素也是一种强大的抗氧化剂。

⑥白藜芦醇：主要存在于红葡萄酒、葡萄、花生和某些浆果中。

⑦绿茶提取物：绿茶富含多种抗氧化剂，特别是儿茶素。

然而，抗氧化剂摄入并不是越多越好，过量摄入抗氧化剂补充剂可能会带来不利影响。建议通过均衡饮食来获取抗氧化剂，而不是过度依赖补充剂。

13. 高原心脏病在春季和冬季更容易发生吗？

目前没有研究明确证明高原心脏病在春季和冬季易发。但是，春、冬两季有以下因素与高原心脏病有关：

（1）气候因素：在高海拔地区，春季和冬季通常伴随着低温和干燥的气候。低温可能导致

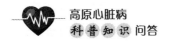
血管收缩和外周血管阻力的增加，加重心脏负荷。同时，干燥的气候可能使人体失水更快，增加血液黏稠度，加重心脏的负荷。春季和冬季是高原地区天气不稳定的季节，可能会出现阵雨、雪、风雪等极端天气。这种天气条件下，氧气含量可能更加稀薄，使得患有高原心脏病的人更容易出现缺氧，从而加重症状。

（2）活动增加：春季大多数人会进入高海拔地区旅行或登山。在高原地区进行较大强度的运动或活动，可能使患有高原心脏病的人的心脏负荷增加，增加了发生高原心脏病的风险。

（3）空气污染：一些高海拔地区的城区和旅游景点可能面临空气污染问题，特别是在春季和冬季。比如在冬季，为了保暖，人们通常在室内取暖，而室内取暖的条件可能不太适宜，空气湿度较低，容易引发室内空气污染。在高原地区，氧气含量本来就较低，如果再受到空气污染，人们在呼吸空气时所摄取到的氧气减少，并且空气污染物中的细小颗粒物和有害气体能够进入人体呼吸道，导致气道和肺部的炎症反应，炎症反应的加重可能会导致心血管系统的炎症反应。

（4）传染病流行：春季和冬季也是一些传染病的流行季节，如呼吸道感染等。这些传染病会引起全身炎症反应和免疫系统的激活，可能对心血管系统产生负面影响，增加心脏疾病的风险。

综上所述，春季和冬季的气候和天气条件，人们的活动习惯，空气污染以及传染病流行等因素可能会导致高原心脏病的发病率增加。因此，在春季和冬季，特别需要加强对高海拔地区旅行者和当地居民的健康教育和预防措施，以减少高原心脏病的发病风险。高原心脏病患者则特别需要注意保暖，避免过度劳累和剧烈运动，保持室内空气清新，避免感染，同时按医生建议进行药物治疗和定期复查，以降低病情恶化的风险。

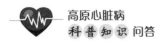
14. 男性比女性更容易患上高原心脏病吗?

尽管一些小样本的人群研究发现男女患病存在差异，但并没有高质量的流行病学研究证明男性比女性更容易患高原心脏病，但是性别差异可能对高原心脏病产生综合影响。

（1）生理因素：雌激素保护作用。雌激素在女性身体中起着一定的保护作用。研究表明，雌激素可以促进血管内皮功能的维持和改善，降低动脉硬化的风险，从而减少心血管疾病的发生。在高原环境中，雌激素可能有助于维持血管弹性和舒张功能，减少心脏负荷。

（2）生化因素：

①血液红细胞数量。男性在生理上具有更多的红细胞数量，这使得他们在高原环境中更容易产生多红细胞症，导致血液黏稠度升高。高黏稠度的血液增加了心脏的负荷，加重了心脏病的风险。

②血压调节。男性更容易出现高血压。在高原环境中，血压的变化对心血管系统的影响更为明显，因此男性更容易受到高原环境的不利影响。

（3）行为因素：男性普遍更具冒险性和竞争性，更倾向于从事高强度、高风险的活动，如登山、探险等。这些活动会增加心脏负荷和心血管系统的压力，进而增加高原心脏病的发病风险。

（4）环境因素：

①职业选择。在高原地区，从事高海拔工作的更多的是男性，如矿工、建筑工人等。这些职业暴露于高海拔环境和艰苦的工作条件，增加了高原心脏病的风险。

②高原适应差异。男性在高原环境下的适应能力可能相对较差，适应时间较长，容易受到高原反应的影响。高原反应可能导致血压升高、心律失常等，进而增加高原心脏病的风险。

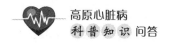

需要指出的是，尽管男性可能会增加发生高原心脏病的风险，但女性在高原环境中也会存在一定的风险。因此，无论是什么性别，高海拔地区的居民和旅行者都应该注意健康，以减少高原心脏病的发病风险。

15. **高原心脏病的发病历程会经历哪些阶段呢？**

高原心脏病的发病历程通常可以分为三个阶段：适应期、代偿期和失代偿期。

第一阶段适应期：适应期就是人初次进入高海拔缺氧的环境中，身体为了应对缺氧而做的一系列调整，包括呼吸加快、加深，心跳变快，血管变化等，以提高吸氧量和用氧效率。这个过程一般需要几天到几周的时间，但具体时间因人而异。

第二阶段代偿期：代偿期是指在高海拔缺氧

的环境中待久了之后，人的心脏和血管为了更好地工作而发生的结构和功能改变，以增加心肌收缩力和维持心脏血液输出。血管系统通过血管扩张和调节血流，提高组织的血液供应和氧气输送。在这个阶段，心血管系统的改变可以维持心脏功能相对正常，但仍存在心肌缺氧和心血管系统过度疲劳的风险。

第三阶段失代偿期：失代偿期是指在高海拔缺氧环境待的时间太长，心脏和血管不能再适应这种环境，心血管系统无法继续有效地进行调节，出现心功能的明显减退和心脏病理改变的阶段。在这个阶段，心脏可能会出现各种问题，比如缺血、纤维化、损伤，导致心脏功能下降。患者可能会出现气促、心悸、胸闷等症状。失代偿期的严重程度取决于个人的耐受能力和心脏损伤的程度。

需要注意的是，不同个体的发病历程可能会有所不同。有些人可能在适应期或代偿期就出现

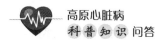

明显的症状和体征，有些人可能在长期暴露于高海拔环境后才出现明显的失代偿期病变。此外，高原心脏病的发展过程也受到遗传、环境、生活方式等多种因素的影响。因此，高原心脏病的发病历程是一个渐进的过程。

 小贴士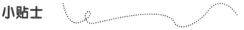

——心肌纤维化：心肌纤维化是指心肌组织中胶原纤维过量沉积，胶原浓度和胶原容积分数显著增加，各型胶原比例失调以及排列紊乱。

16. 高原心脏病在我国国内的发病率如何？

在我国，高原心脏病主要集中在高海拔地区，如青藏高原及其周边区域，包括西藏自治区、青海省、四川省的高原地区，以及云南省和甘肃省的部分区域。这些地区海拔普遍较高，氧气含量较低，气候条件极端，给人体的心血管系统带来挑战，因此高原心脏病在这些区域较为常见。

青藏高原位于中国西南部，横跨西藏自治区、青海省、新疆维吾尔自治区、甘肃省、四川省和云南省的部分地区，拥有广阔的高海拔地区，是中国高原心脏病的高发区。根据成年人高原心脏病流行病学研究数据显示，藏族世居者的患病率为 1.21%，而移居的汉族人患病率为 5.57%。在不同海拔高度的地区，患病率也有所不同，海拔 2 980 米地区的患病率为 1.05%，海拔 4 128 ~ 3 968 米地区的患病率为 3.75%。因此，对于生活在高原地区的居民，尤其是移居者，需要特别注意高原心脏病的预防和早期诊断。

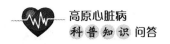
 小贴士

——发病率、患病率：

"发病率"，表示在一定期间内，一定人群中某病新病例出现的频率。发病率＝一定期间内某人群中某病新病例数/同时期暴露人口数。"发病率"的分母是有发病危险的人口数。

"患病率"，也称"现患率"，指特定时间内总人口中某病新旧病例所占比例。患病率＝某观察期间一定人群中现患某病的新旧病例数/同期的平均人口数（被观察人数）。

17. 海拔越高，高原心脏病发病率也越高吗？

海拔高度与高原心脏病的发病率之间存在一定的关联性，但并非绝对。一般来说，海拔越高，高原心脏病的发病率也越高，这是因为高海拔地区的氧气含量较低，气候条件极端，给人体的心血管系统带来了挑战。然而，发病率的具体影响因素是复杂的，还受到其他因素的影响，如暴露时间、个体易感性以及适应能力等。

需要注意的是，其他因素也可能有一定影响。例如，人们在高海拔地区的居住时间、活动水平、年龄和慢性疾病等都可能对发病率产生影响。此外，不同地区的社会经济发展水平、饮食结构、医疗条件等也会对高原心脏病的发病率产生影响。

第二部分

明明白白去看病

当你或你的家人、朋友第一次因高原心脏病而就医时，是否会感到迷茫和无助？本部分将通过场景呈现的方式，让你了解高原心脏病在首次就医时会面临的各种问题，以及医生需要向患者告知的重要内容。

18. 高原心脏病发作时怎么办?

高原心脏病一旦发作，如果不及时采取措施，可能会导致严重的后果，甚至危及生命。因此，了解高原心脏病的发作处理方法非常重要。当高原心脏病发作时，建议采取以下措施：

（1）立即停止运动：当出现高原心脏病的症状时，应立即停止运动，找到平坦的地方休息。如果在户外活动，应尽快回到室内或者遮蔽处休息。如果在室内，应找到安静、通风的地方休息。此外，如果在登山途中，应尽快下撤到低海拔地区。

（2）保持平静：在发作期间，应保持平静，避免过度激动或惊恐，以免加重症状。可以通过深呼吸、闭目养神等方法来缓解紧张情绪。

（3）吸氧：如果有条件，给予患者吸氧，以缓解低氧血症。可以使用便携式氧气瓶或者氧气面罩等设备，一般情况下，吸氧时间为 15 ~

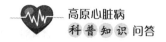

20 分钟，可以缓解症状。

（4）服用药物：如果患者有心脏病史，可以在医生的指导下服用药物。

（5）保持温暖：高原环境温度低，容易导致体温过低。因此，在高原心脏病发作时，应该及时给患者加衣保暖，避免体温过低。同时，保持室内通风，避免二氧化碳积聚，有助于缓解高原反应和心脏负担。

（6）就医治疗：如果患者的症状无法缓解，或者症状加重，应该立即寻求医疗救助。如果患者需要紧急救治，可以通过手机、卫星电话等手段联系当地的救援队伍或者医疗机构。在就医前，应尽可能记录下发作的时间、症状、持续时间等信息，以便医生更好地了解病情。

19. 在高原区域，高原心脏病患者应该注意些什么？

高原心脏病严重时甚至会危及生命。因此，对患者施行及时有效的急救措施非常重要。以下是在高原地区高原心脏病患者需要注意的事项：

（1）及时就地氧疗：高原心脏病的首要治疗方式是：就地氧疗或转送低海拔地区。在救治过程中，尽量转移到低海拔地区，以便缓解缺氧症状。如果无法转移，可以采用就地氧疗的方法，患者吸氧时，应该注意氧气的流量和浓度。一般情况下，氧气流量应该控制在 2～4 升/分钟，浓度不宜过高。

（2）保持安静：应尽量保持安静，避免过度活动，以减轻心脏负担。同时，应平卧位或半卧位，以便减轻心脏负担。

（3）注意保暖：在高原地区气温较低，在急救过程中需要注意保暖，避免患者受凉从而导致症状加重。可以给患者盖上毛毯或保暖衣物，

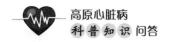

以保持体温。

（4）及时就医：在救治过程中，应该保持冷静，不要惊慌失措。同时，应该及时与医疗机构联系，寻求专业的医疗救援。

20. 如何在高原地区寻求医疗帮助？

由于高原地区气候和环境的特殊性，人们生病的风险相对较高。如果在高原地区突然生病，需要及时寻求医疗帮助，可采用以下一些方法：

（1）自行前往医疗机构：如果身体状况允许，可以自行前往当地的医疗机构，如医院、诊所等。可以向当地居民或旅游工作人员询问，或者通过互联网搜索当地的医疗机构信息。在前往医疗机构的途中，要注意保暖和避免过度运动，以免加重病情。

（2）拨打急救电话：如果无法自行前往医

疗机构，或者病情非常紧急，可以拨打急救电话120。拨打急救电话时，需要向急救人员提供患者的姓名、所在位置、病情和联系方式等信息。在等待急救人员的过程中，要尽量保持镇静和保暖。

（3）使用互联网医疗服务：当患者无法前往医疗机构时，可以使用互联网医疗服务，通过在线咨询的方式与医生进行沟通，医生会根据患者的病情进行诊断和治疗建议。在寻求互联网医疗服务时，一定要选择正规医院的官方平台，避免上当受骗。同时，在线咨询只能作为参考，不能代替实际就诊。如果病情较为严重，还是需要到医院进行诊治。

（4）使用紧急救援服务：如果发病时所处的地理位置较特殊，医护人员无法及时到达，患者需要紧急救援时，可以使用紧急救援服务或救援绿色通道。可以通过电话或互联网联系相关机构或组织，为患者提供相应的服务。

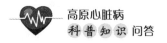
总之，在高原地区需要及时寻求医疗帮助时，可以通过多种方式来解决问题。在寻求医疗帮助的过程中，要保持冷静，适当保暖，注意安全，避免恶劣天气和高海拔环境对患者造成二次伤害。

21. 高原心脏病患者初次就医时，应该挂哪个科室的号呢？

如果患者怀疑自己患有高原心脏病，应该挂心血管内科的号进行诊断和治疗。高原心脏病是一种心血管系统疾病，心血管内科主要负责诊断和治疗各种心脏疾病，包括冠心病、心肌梗死、心律失常、心力衰竭、心脏瓣膜病、高原心脏病等。高原心脏病在心血管内科可以得到专业的医生进行诊断和治疗。

22. 高原心脏病患者初次就医时，医生会问什么问题呢？

当患者因为高原心脏病就诊时，医生会进行详细的病史询问和体格检查，以确定病情的严重程度，并制订相应的治疗方案。以下是医生可能会问到的问题：

（1）目前症状：是否出现心悸、气促、胸闷、头晕、乏力等症状，以及症状的持续时间和发生频率。这些症状是高原心脏病的常见表现，可以帮助医生确定病情的严重程度。

（2）既往史：是否有冠心病、心肌病、心律失常等心脏疾病史；是否有高血压、糖尿病等慢性疾病；是否有过心脏手术或其他手术。这些信息可以帮助医生了解患者的基础健康状况和可能的危险因素。

（3）旅居史：是否曾经去过高海拔地区，以及在高海拔地区的停留时间和海拔高度。这些信息可以帮助医生确定是否存在高原心脏病的可

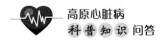
能性。

（4）高原适应情况：在高原适应过程中是否有头痛、头晕、恶心、呕吐等高原反应症状，以及是否有气促、胸闷等心脏症状；在高原适应过程中的活动量和休息情况，以及是否有饮食和睡眠方面的变化。

（5）药物使用情况：是否正在使用药物以及药物种类、剂量等；是否有过敏史和药物不良反应史。

（6）个人史：是否有吸烟、饮酒、运动不足等不良生活习惯；是否有精神压力大、情绪波动等心理因素。这些因素都可能影响心血管健康，需要在治疗中加以考虑。

（7）家族史：家族成员中是否有心脏病、高血压等疾病患者；家族成员是否曾经在高海拔地区生活过。这些信息可以帮助医生了解患者的遗传背景。

除了上述问诊外，医生还会进行详细的体格

检查，包括测量血压、心率、呼吸频率、体温等指标，以及心肺听诊等，以确定病情的严重程度和制定相应的治疗方案。患者应该如实回答医生的问题，配合医生进行治疗，以促进疾病康复和防止复发。

 小贴士

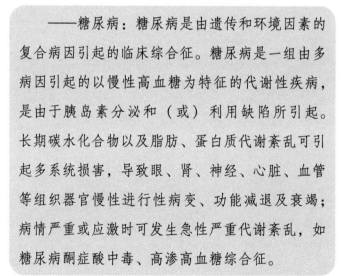

——糖尿病：糖尿病是由遗传和环境因素的复合病因引起的临床综合征。糖尿病是一组由多病因引起的以慢性高血糖为特征的代谢性疾病，是由于胰岛素分泌和（或）利用缺陷所引起。长期碳水化合物以及脂肪、蛋白质代谢紊乱可引起多系统损害，导致眼、肾、神经、心脏、血管等组织器官慢性进行性病变、功能减退及衰竭；病情严重或应激时可发生急性严重代谢紊乱，如糖尿病酮症酸中毒、高渗高血糖综合征。

第三部分

诊断检查该怎么做

　　面对众多检查，大家是否会感到迷茫呢？本部分将详细介绍和高原心脏病相关的检查项目，将从各项目的检查顺序、检查前后的注意事项、诊断意义等方向为大家答疑解惑，帮助大家了解检查项目、读懂检查结果。

23. 确诊高原心脏病需要做些什么检查？

为了确诊高原心脏病，医生需要进行一系列的检查，包括以下几种：

（1）体格检查：包括测量血压、心率、呼吸频率等指标，以及心肺听诊等。此外，医生还会通过观察患者的面色、唇色、指甲床颜色等，来判断是否存在缺氧的情况。

（2）实验室检查：

①血常规。

②血液生化检查高原心脏病患者的血液生化检查常常表现为肝酶升高，钠、钾等电解质异常等。此外，血浆脑钠肽（BNP）水平可作为临床诊断高原心脏病的指标，BNP水平越高，诊断为心力衰竭的可能性越大。

③动脉血气分析：高原心脏病患者的动脉血气分析常常表现为低氧血症、呼吸性酸中毒等。

（3）其他辅助检查：

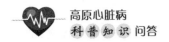

①心电图检查：心电图是一种无创性检查方法，可以记录心脏电活动的变化。

②超声心动图检查：超声心动图是一种无创性检查方法。在高原心脏病中，超声心动图可作为高原性肺动脉高压首选的重要检测手段。在高原心脏病患者中，超声心动图常常表现为左心室肥厚、左心室收缩功能下降等异常。

③X射线检查：X射线检查可见右室增大或双侧心室增大且以右室为主、肺动脉段隆突及肺动脉高压的征象。该方法同样无创伤，适用于肺动脉高压的初筛和诊断。

④右心导管检查：测量肺动脉高压的金标准是：用右心导管直接测量肺动脉压力。该方法通过置入心导管到患者的右心和肺动脉，实时监测肺动脉内的压力变化。该方法属于有创检查，适用于重症患者和需要进行治疗的患者。

⑤肺功能检查：可以评估肺的通气功能和弹性功能。高原心脏病患者的肺功能检查常常表现

为肺活量下降、呼气流量减少等异常。

 小贴士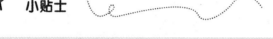

——血浆脑钠肽：由32个氨基酸组成，主要由心脏的左心室心肌细胞分泌，实质上是一种心脏神经激素。在血容量增加和心室压力负荷增加的情况下，反应性地从心室分泌，具有利尿、利钠、扩张血管、抑制肾素－血管紧张素－醛固酮系统和交感神经系统活性以及抑制血管平滑肌细胞、内皮细胞增殖等作用。当心脏负荷过重或心肌受损时，血浆脑钠肽会增加，且增加程度与心功能衰竭的严重程度呈正相关。

24. 高原心脏病实验室检测前的注意事项?

（1）饮食方面：在抽血化验前几天不要吃过于油腻、高蛋白的食物，如肥肉、猪蹄、鱼

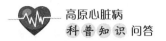
子、鸡蛋等，也不要喝过多富含酒精的饮料，以免导致血脂升高或出现乳糜血的情况，以免影响检查结果。同时也要避免食用含有较多铁元素的食物，如动物肝脏、菠菜等，防止出现生理性贫血的情况。另外，在检查前一天晚上8点后要禁食、禁水，直到完成抽血检查为止。

（2）生活作息：在抽血化验前要注意休息，保证充足的睡眠，不要熬夜。因为长期睡眠不足会影响人体免疫机制，使免疫力下降，增加感染的风险。在抽血前还要注意保暖，避免受凉感冒，否则可能会影响到白细胞数量的变化。

（3）用药情况：如果正在服用阿司匹林肠溶片、硫酸氢氯吡格雷片等抗凝药物，应在抽血前停用5~7天，以防止抽血时造成出血不止等情况发生。如果是高血压患者，需要遵医嘱调整降压药的时间，一般建议提前两天到医院就诊，由医生调整降压药剂量后再进行抽血检查。

（4）其他事项：由于某些疾病的特殊性，

例如肝炎、梅毒等传染病，通常要求至少检测三个月以上才可进行献血。因此在进行血常规检查之前，最好先咨询相关专业医师的意见，确定是否符合献血条件。

除此之外，在血常规检查当天还应注意保持心情放松，配合好医护人员的工作，并按照规定时间取报告单。若在检查过程中发现异常，应及时告知医务人员处理。

25. 心电图检查的注意事项有哪些？

目前，医学上常用的心电图主要有三种：普通心电图、动态心电图和运动平板心电图。高原心脏病患者常规需要做普通心电图检查，以下是进行心电图检查的一些注意事项：

（1）检查前不需要空腹，要正常进食。心电图是针对受检者心脏电活动进行检查，该项检

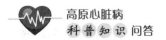

查可以了解患者的心脏结构、功能、血流等信息，其检查结果一般不会受到饮食的影响，因此，在检查前无须空腹，可以适量进食清淡食物。

（2）检查前避免剧烈运动，应稍作休息。检查前进行剧烈运动会对心电图检查结果造成影响。正确的做法是至少平静休息 20 分钟，保持一个平静稳定的状态。

（3）检查前应向医生告知自己的疾病史、用药情况和过敏史等，以便医生评估检查的安全性和准确性。

（4）检查时需要清洁贴电极片区域的皮屑、油脂，确保电极片和皮肤充分接触。

（5）检查期间，尽量选择棉质宽松的贴身衣物，避免静电干扰。

（6）普通心电图检查时要躺平，全身放松，平稳呼吸，保持安静，切勿讲话或移动体位。

（7）24 小时动态心电图检查期间，需要远离强磁场环境，不要靠近微波炉、电磁炉等。

（8）以往做过心电图检查的，应把以往的报告或记录一并带给医生。

（9）如果是婴幼儿进行心电图检查，当其哭闹不止时，要安抚至情绪平稳时才检查。

26. 心脏超声的注意事项有哪些？

心脏超声是一种无创性检查方法，通过超声波技术对心脏进行成像，以评估心脏结构和功能。心脏超声是无辐射危害的无创检查方式，因而无明确的禁忌证。心脏超声检查结果受多种因素影响，患者需要了解心脏超声的检查过程并积极配合医生，以期取得满意的检查效果。

以下是进行心脏超声检查的一些注意事项：

（1）检查前需要充分休息，休息不足可能导致心律失常，不利于准确检查出心脏相关疾

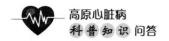

病。因此，在检查前需要注意作息，避免熬夜，避免过喜过悲的情绪波动。

（2）检查前应向医生告知自己的疾病史、用药情况和过敏史等，以便医生评估检查的安全性和准确性。

（3）检查时应脱去上衣，保证心前区干净、干燥，以便探头贴附和信号传导。

（4）检查时应保持安静，不要随意说话或变换体位，以免干扰信号传导。

（5）检查时应配合医生进行呼吸和体位变换，以便记录不同条件下的心脏结构和功能。

（6）检查时应遵守医生的指示，不要随意调整探头或改变检查位置。

（7）检查后应及时清洁胸前区的导电糊，以免发生皮肤过敏或感染。

第四部分

明确疾病聊治疗

现在我们已经了解了什么是高原心脏病，那么确诊之后该如何治疗呢？本部分将会对高原心脏病的治疗方法进行介绍，包括药物治疗、中医治疗和手术治疗等。

27. 高原心脏病的治疗方法有哪些？

高原心脏病是指长期生活在高海拔地区或短期暴露于高海拔环境下，由于缺氧等因素引起的心脏病。高原心脏病的治疗方法主要包括以下几个方面：

（1）一般治疗：

①症状较轻者宜减轻体力活动，严重者需要卧床休息。

②积极防治呼吸道感染，必要时根据药物敏感试验选用有效抗生素治疗。

（2）氧疗法：氧疗法是高原心脏病的基本治疗方法之一，也是该病的首选疗法。通过给予患者高浓度氧气，可以提高血氧饱和度，缓解缺氧症状，减轻心脏负担，改善心肺功能。一般以鼻导管给氧，低流量间断使用，心力衰竭者可持续给氧并提高吸入氧浓度。有条件可以对有适应证患者用高压氧舱治疗。

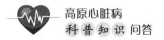

（3）药物治疗：

①降低肺动脉压：除吸氧外，常用的药物是氨茶碱，病情轻者可口服。酚妥拉明加入5%葡萄糖液中静脉滴注，1次/天，2周为一个疗程，适用于急性心衰。前列腺素E1加入10%葡萄糖液中静脉滴注，1次/天，15天为一个疗程。硝苯地平可用于降肺动脉压，但也降低体循环血压。

②改善心力衰竭：强心。本病对洋地黄类药物敏感性高，可选用毒毛花苷K，或毛花苷丙（西地兰），用葡萄糖液稀释后缓慢静脉滴注，1次/天，或根据病情调整，需注意洋地黄中毒。利尿。宜选缓慢或中速法，如氢氯噻嗪或呋塞米（速尿），并注意补钾。扩血管。可用血管紧张素转换酶抑制剂（ACEI），如卡托普利、依那普利、培垛普利等，以及长效硝酸甘油制剂，如硝酸异山梨醇（消心痛）。

③积极控制感染：可根据菌种及感染部位选择抗生素。

④能量代谢药物：根据病情选用 1,6－二磷酸果糖（FDP）、三磷腺苷（ATP）、辅酶 Q10 及细胞色素 C 等。

⑤顽固性心衰或重症心衰合并肺水肿时，可用糖皮质激素治疗。

（4）心理疗法：高原心脏病不仅与个体的身体素质有关，也与心理状态有关，对于进驻高海拔人群进行心理疏导也有重要意义。

（5）中药、藏药治疗：近年来发现，中药、藏药对高原心脏病的防治有较好的作用。红景天被证实可减少血管内皮损伤；银杏叶可提高血氧合作用，银杏叶提取物可抑制血小板活化因子介导的血小板聚集，能有效对抗肺心病患者肺动脉血栓形成；丹参、川芎嗪能抑制血小板聚集，降低血液黏度；其他中药、藏药（如唐古特青兰及二十五味余甘子丸等）也有一定的防治作用。

（6）脱离高原环境：心脏明显扩大，有明显肺动脉高压和心功能严重不全者，若及时治疗

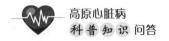

并转至低海拔地区病情可好转或痊愈，对高原心脏病的治疗起着重要作用，但最积极有效的防治措施是提高人体对高原地区适应能力。

总之，高原心脏病的治疗方法应根据患者的具体情况进行综合治疗。在治疗过程中，应注意监测患者的心肺功能、血氧饱和度等指标，及时调整治疗方案，以达到最佳的治疗效果。同时，患者也应积极改善生活方式，保持良好的心态，避免过度劳累和情绪波动，以减轻心脏负担，促进康复。

〔注意〕

以上治疗方法仅供参考，切勿自行治疗，对高原心脏病的治疗需遵循医嘱。

28. 高原心脏病氧疗法是怎么进行治疗的？

高原心脏病氧疗法是通过给予患者高浓度氧气，提高血氧饱和度，缓解缺氧症状，减轻心脏负担，改善心肺功能的治疗方法。氧疗法的治疗效果因引起血氧下降的原因而异。呼吸系统疾病因动脉血氧分压下降引起的缺氧，氧疗后大都有较好的疗效；循环功能障碍或贫血引起的缺氧，常规氧疗只能改善部分症状。具体治疗方法如下：

（1）氧疗设备的选择：

①氧气瓶：适用于户外或无电源环境下使用，需要携带氧气瓶和氧气面罩。

②氧气发生器：适用于室内使用，可以连续供氧，无须更换氧气瓶。

③氧气浓缩器：适用于室内使用，可以将空气中的氧气浓缩至高浓度，无须更换氧气瓶。

（2）氧疗方法的选择：

①鼻导管或鼻塞给氧：适用于轻度缺氧患

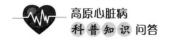
者，可以通过鼻导管将高浓度氧气送入鼻腔，提高血氧饱和度。氧流量成人 1~3 L/min，婴幼儿 0.5~1 L/min，吸入氧浓度可达30%~40%，此法只适用于血氧分压中度下降患者，鼻堵塞、张口呼吸者效果不好。

②开式口罩：口罩置于患者口鼻前，略加固定而不密闭。氧流量成人 3~5 L/min，婴幼儿 2~4 L/min，吸入氧浓度可达40%~60%。此法较舒适，适用于病情较重、氧分压下降较明显的患者。

③运动状态下面罩吸氧：适用于重度缺氧患者，在运动时通过面罩将高浓度氧气送入口腔和鼻腔，提高血氧饱和度。

④头罩给氧：常用于婴儿。将患儿头部放在有机玻璃或塑料头罩内，吸入氧浓度与口罩相似，但所需氧流量更大。此法吸入氧浓度较有保证，但夏季湿热，会导致头罩内温度和湿度都会较室温高，患儿感到气闷不适而影响康复。

（3）氧疗的注意事项：

①氧疗过程中应监测患者的血氧饱和度和心率等生命体征，避免氧中毒和低氧血症等不良反应。

②氧疗时间应根据患者的病情和生命体征进行调整，避免过度氧疗或氧疗不足。

③氧疗设备应定期检查和维护，确保其正常使用。

④氧疗过程中应避免吸烟、饮酒等不良习惯，保持良好的生活方式。

总之，高原心脏病氧疗法是一种安全有效的治疗方法，但需要根据患者的具体情况进行氧疗方案的选择和调整，同时注意氧疗过程中的注意事项，以确保治疗效果和患者的氧疗安全。

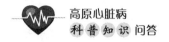
29. 常见的治疗高原心脏病的药物有哪些？

治疗高原心脏病的药物主要包括以下几类：

（1）正性肌力药物：对心脏有正性肌力作用的药物。主要作用机制为增强心肌收缩力，提高心输出量。正性肌力药物可刺激心肌收缩而增加左室射血分数。此类药物仅用于高原心脏病合并中、重度收缩性心力衰竭患者。临床常用的正性肌力药物如下：

①洋地黄：对于急性心功能不全患者常规使用西地兰首次静推0.4~0.6 mg，以后根据具体治疗情况调整下次治疗用量，24小时总量1~1.6 mg症状改善后改为地高辛维持治疗；对于慢性心功能不全病人采用小剂量地高辛0.25 mg/次，3次/天，2~3天后改为0.125~0.5 mg/天，1次/天，维持治疗。

②β受体激动剂：β受体激动剂包括异丙肾上腺素类药物制剂（β_1、β_2受体激动剂）、多

巴酚丁胺类药物制剂（β_1 受体激动剂），以及其他 β_2 受体激动剂。其中 β_1 受体激动剂主要作用于心脏，增加心率和心肌收缩力，常用于治疗心脏停跳或心力衰竭。而 β_2 受体激动剂主要用于解痉平喘，无明显心脏兴奋作用。故在药物选择上主要采用异丙肾上腺素类药物制剂（β_1、β_2 受体激动剂）、多巴酚丁胺类药物制剂（β_1 受体激动剂）。

（2）降低心脏前后负荷且增加左室射血分数的药物：

①解除支气管痉挛：氨茶碱具有强心、利尿、兴奋中枢、松弛支气管平滑肌等作用。特别是当支气管平滑肌处于痉挛状态下作用最为明显，是高原心脏病中常用的药物。

②利尿剂：可以促进尿液排泄，减少体内水分和钠盐负荷，从而降低血容量和血压，减轻心脏负担。常用的利尿剂有呋塞米、氢氯噻嗪等。呋塞米是一种强效的袢利尿剂，可以通过口服、

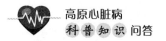
静脉注射等途径给药。氢氯噻嗪是一种常用的利尿剂，可以通过口服给药。

③扩血管药物：可以扩张血管，增加血流量，改善组织缺氧状态，从而减轻心脏负担。常用的扩血管药物有硝酸甘油、酚妥拉明等。硝酸甘油是一种强效的扩血管药物，可以通过口服、舌下含服、贴片等多种途径给药。酚妥拉明是一种选择性冠状动脉扩张剂，可以扩张冠状动脉，增加心肌血流量，改善心肌缺氧状态。酚妥拉明可以通过静脉注射给药。

（3）影响心脏重塑而增加左室射血分数的药物：如神经内分泌拮抗剂包括 ACEI、β 受体阻滞剂、醛固酮受体拮抗剂。长期治疗可延缓心室重塑，阻止心室扩大，降低死亡率和心血管事件的发生风险。

（4）阿司匹林：阿司匹林可防止血小板聚集和血栓形成。对房颤和高原红细胞增多症的患者可加用小剂量阿司匹林防止血栓形成。

（5）心肌代谢药物：该类药物可营养心肌，促进心肌存活，增强心肌细胞抗缺血缺氧及抗损伤能力，促进受损心肌细胞的修复，并可降低周围血管阻力增加心排血量。常用维生素 C、维生素 E、ATP、肌苷、丹参等。

以上高原心脏病常见治疗药物的介绍，仅作为科普。对于高原心脏病患者来说仍需前往医疗机构就诊，遵医嘱用药。

30. 中医治疗高原心脏病的方法有哪些？

中医治疗高原心脏病的方法主要包括中药、针灸、推拿治疗等，具体治疗方法如下：

（1）中药治疗：

补气血药物：高原缺氧会导致气血不足，服用补气血中药可以改善病情。常用的补气血药物有黄芪、党参、人参等。

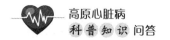
活血化瘀药物：高原缺氧会导致血液黏稠度增加，易形成血栓，服用活血化瘀中药可以改善病情。常用的活血化瘀药物有丹参、川芎、红花等。

安神药物：高原缺氧会导致神经系统紊乱，易出现失眠、多梦等症状，服用安神中药可以改善病情。常用的安神药物有黄连、酸枣仁、远志等。

（2）针灸治疗：

针灸治疗是中医治疗高原心脏病的常用方法之一，通过刺激穴位来调节身体的气血运行，改善病情。常用的穴位有心包经的内关、外关、神门等，肺经的太渊、鱼际等。针灸可以调节心脏的自主神经功能，改善心脏供血不足的情况，从而缓解高原心脏病的症状。针灸治疗高原心脏病的效果因人而异，一般需要长期治疗才能见效。

（3）推拿治疗：

推拿治疗是中医治疗高原心脏病的另一种方

法，通过按摩身体的经络来调节气血运行，改善病情。常用的推拿手法有揉、捏、推、拿等。推拿可以促进心脏血液循环，改善心脏供血不足的情况，从而缓解高原心脏病的症状。推拿治疗高原心脏病的效果因人而异，一般需要长期治疗才能见效。

中医治疗高原心脏病的优点在于治疗方法温和，逐渐缓解症状，改善生活质量；缺点在于治疗时间较长，需要患者有足够的耐心和信心。同时，中医治疗也需要结合其他治疗方法，如氧疗、药物治疗等。

31. 中药治疗高原心脏病需要注意什么？

中药具有多种成分，包括活性成分和非活性成分。这些成分可以相互作用，产生协同作用或拮抗作用，从而达到治疗疾病的效果。但是，由

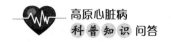
于中药成分复杂、含量不确定，因此在治疗高原心脏病可能会存在一些副作用，如恶心、呕吐、腹泻等胃肠道不适；皮肤瘙痒、红肿、呼吸困难等过敏反应；若长期或大剂量使用的情况下，可能会对肝肾造成损伤；中药之间发生相互作用而导致药效增强或减弱，有时甚至会产生不良反应。

32. **目前治疗高原心脏病的有效方式有哪些？**

目前治疗高原心脏病最有效的方式是综合治疗，包括以下几个方面：

（1）氧疗：氧疗的剂量和时间需要根据患者的具体情况来确定，一般来说，每次吸氧时间为 30 分钟至 1 小时，每天吸氧 2～3 次。吸氧是首选治疗。

（2）药物治疗：常用的药物包括硝酸甘油、利尿剂、钙通道阻滞剂、β 受体阻滞剂和抗凝药物等。硝酸甘油可以扩张冠状动脉，增加心肌血流量，改善心肌缺血；利尿剂可以减轻心脏负担，降低心脏负荷；钙通道阻滞剂和β受体阻滞剂可以减少心肌耗氧量，改善心肌代谢；抗凝药用于预防和治疗血栓栓塞性疾病，如脑梗死、肺栓塞等。药物治疗需要根据患者的具体情况来选择药物和调整药物剂量，以达到最佳的治疗效果。

（3）高原适应疗法：高原适应疗法是一种非药物治疗方法，通过适应高原环境，提高机体的耐受性，从而减轻高原心脏病的症状。高原适应疗法包括逐渐升高海拔、适当运动、饮食调整等。逐渐升高海拔，让机体逐渐适应高原环境，提高机体的耐受性；适当运动可以增强心肺功能，改善心肌代谢；饮食调整可以提供足够的营养和能量，维持机体正常代谢。高原适应疗法需要在专业医生的指导下根据患者的具体情况来制定相应治疗方案。

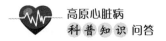
综上所述，治疗高原心脏病最有效的方式是综合治疗，包括氧疗、药物治疗、高原适应疗法等。在治疗过程中，需要根据患者的具体情况来选择和调整治疗方案，以达到最佳的治疗效果。

33. 高原心脏病患者需要住院治疗吗？

对于轻度的高原心脏病患者，可以通过氧疗、药物治疗和适当的休息来缓解症状，不需要住院治疗。但是对于中度和重度的高原心脏病患者，建议住院治疗。住院治疗不仅可以提供更加全面专业的医疗服务，确保患者得到及时有效的治疗；还可以对患者进行心电图、血氧饱和度和血压等检查，密切监测患者的病情变化，以及进行氧疗、药物治疗等综合治疗。此外，住院治疗还可以提供更加安全舒适的治疗环境，有利于患者的康复。

34. 如果进行住院治疗，需要做哪些准备？

（1）带上必要的物品：包括身份证、医保卡、住院押金、生活用品（如牙刷、毛巾等洗漱用品）等。

（2）了解住院治疗的相关规定：住院前需要了解医院的住院规定和大致的治疗方案，包括住院时间、治疗费用、医疗保险等，以便做好相应的准备和安排。

（3）带上相关的病历资料：如果之前在其他医院就诊过，建议整理好以往的病历资料（包括病史、检查报告、诊断证明等），以便医生更好地了解您的病情和治疗情况。

（4）带上药物清单：建议带上正在服用药物的清单，以便医生了解您的用药情况。同时，可以带上自己常用的医疗器械，如血压计、血糖仪等，以便随时监测身体状况。

（5）调整好心态：住院治疗是一种身心考

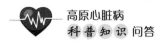

验，会让人感到不适和焦虑，建议保持积极心态，相信医生，配合治疗，争取早日康复。

住院期间需要遵守医院规定和医生的建议，按时服药、积极配合检查和治疗，争取早日康复。

35. 高原心脏病的治疗周期需要多久？

高原心脏病的治疗周期包括缓解症状、改善心功能、预防复发等三个阶段。

治疗初期主要是缓解症状，包括头痛、胸闷、气促等。这一阶段，患者需要进行氧疗，以提高血氧饱和度，缓解症状。同时，医生会根据患者的病情进行相应的药物治疗，如利尿剂、降压药等，以减轻心脏负荷，改善心功能。

在缓解症状的基础上，治疗中期进行改善心功能的治疗。这一阶段，患者需要进行适当的运动和锻炼，以增强心肺功能，提高身体适应高海拔环境的能力。同时，医生会根据患者的病情调整药物治疗方案，进一步改善心功能。

治疗后期主要是预防复发。这一阶段，患者需要注意休息和饮食，避免过度劳累和前往高海拔地区。同时，医生会根据患者的病情制定相应的预防复发方案，如长期服用药物、定期复查等，以预防病情复发。

需要注意的是，高原心脏病的治疗周期因个体治疗差异和病情严重程度而异。对于轻度患者，治疗周期可能只需要数周；对于重度患者，治疗周期可能需要数月甚至更长时间。因此，患者需要遵守医生的治疗方案，密切关注病情变化，耐心等待治疗效果。

第五部分

用药不适须就医

　　本部分将详细列举出高原心脏病患者在服药期间可能会发生的不良反应，以及在家中出现这些不良反应时应该如何有效处理。总之，面对药物的不良反应，我们应具备基本的应对知识，以确保在遇到紧急情况时，能够做出正确的判断和行动，保障患者的健康和安全。

36. 利尿药治疗高原心脏病会出现哪些不良反应?

利尿药是指一类能促进体内电解质（钠离子为主）和水分排出而增加尿量的药物，利尿剂主要通过影响肾小球滤过、肾小管重吸收和分泌的功能而实现利尿作用，其中主要是影响肾小管的重吸收。利尿药通过促进尿液排泄来减轻体内液体负荷，从而缓解高原心脏病的症状。然而，利尿药治疗中也会出现一些与药物相关的不良反应。

（1）电解质紊乱：利尿药会促进尿液排泄，从而导致体内电解质丢失。常见的电解质紊乱包括低钾血症、低钠血症、低镁血症等。其中低钾血症（基线血钾水平 < 3.8 mmol/L）是利尿药最常见的不良反应之一，导致心律失常、肌无力等症状，严重时可导致恶性心律失常甚至心脏性猝死。低钠血症也是一种常见的电解质紊乱，会导致头痛、恶心、呕吐、抽搐等症状。低镁血症

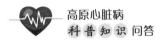
会导致肌肉痉挛、心律失常等症状。电解质紊乱会影响心脏和其他器官的正常功能，严重时危及生命。

（2）血容量减少：利尿药通过促进尿液排泄来减轻体内液体负荷，从而导致血容量减少。这会使心脏需要更加努力地工作来维持足够的血液供应，从而加重高原心脏病的症状。

（3）血压下降：利尿药会降低血容量，从而导致血压下降。但是如果血压下降过快或过多，就会出现头晕、晕厥等不良反应。

（4）肾功能损害：利尿药降低血容量会导致肾灌注不足，对肾小球的滤过作用造成影响，增加肾脏负担，从而导致肾功能损害。这对于肾功能不全患者来说尤其危险，严重者会造成肾功能衰竭。

（5）脂质代谢紊乱：噻嗪类利尿剂可使血胆固醇、甘油三酯、低密度脂蛋白胆固醇和极低密度脂蛋白胆固醇水平升高，高密度脂蛋白胆固醇降低，有动脉粥样硬化发生的风险。

（6）高尿酸血症：噻嗪类利尿剂会引起高尿酸血症，从而诱发痛风发作，若患者同时患有高钙血症，还会导致肾结石。高尿酸血症通常无自觉症状，所以在临床上非常容易被忽视，因此定期测定血尿酸水平非常重要。

（7）糖耐量减低：利尿剂可抑制胰岛素释放，从而导致血糖升高和尿糖阳性，停药后可以恢复。对于糖尿病或糖尿病前期的患者，可使原有糖尿病加重。

（8）药物相互作用：利尿药与某些降压药、抗凝药等的联合使用可能会增加不良反应的风险。

因此，在使用利尿药治疗高原心脏病时，需要注意监测电解质、血容量、血压等指标，以及注意药物相互作用和其他不良反应的出现。当出现上述不良反应时，应及时联系医生进行进一步的评估和治疗；若不良反应严重，请立即前往医

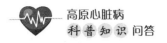

院就诊。

　小贴士

　　——高尿酸血症：尿酸为嘌呤代谢的终产物，主要由细胞代谢分解的核酸和其他嘌呤类化合物以及食物中的嘌呤经酶的作用分解而产生。体内37℃时尿酸的饱和浓度约为420 μmol/L，超过此浓度，尿酸盐形成结晶沉积在多种组织，包括肾脏、关节滑膜，引起组织损伤。目前将血尿酸＞420 μmol/L定义为高尿酸血症。高尿酸血症是一种常见的生化异常，由尿酸盐生成过量和（或）肾脏尿酸排泄减少，或二者共同存在而引起。临床上分为原发性和继发性两大类，前者多由先天性嘌呤代谢异常所致，常与肥胖、糖脂代谢紊乱、高血压、动脉硬化和冠心病等聚集发生有关，后者则由其他疾病、药物、膳食产品或毒素引起的尿酸盐生成过量或肾脏清除减少所致。部分病人可以发展为痛风，表现为急性关节炎、痛风肾和痛风石等临床症状与阳性体征。

——痛风：痛风是嘌呤谢紊乱和（或）尿酸排泄障碍所致的一组异质性疾病，其临床特征为血清尿酸升高、反复发作性急性关节炎、痛风石及关节畸形、尿酸性肾结石、肾小球、肾小管、肾间质及血管性肾脏病变等。痛风分为原发性、继发性和特发性三类，原发性痛风占绝大多数。本病见于世界各地，由于受地域、民族、饮食习惯的影响，痛风患病率差异较大，并随年龄及血清尿酸浓度升高和持续时间而增加。

——高钙血症：大约 99% 的人体钙储备存在于骨骼组织中，只有身体总钙的一小部分存在于细胞外和细胞内的液体中，这部分钙的生理浓度对于维持正常动作电位的形成、肌肉收缩、神经递质和激素的胞吐作用、细胞生长调节、凝血因子的激活，以及大量的钙依赖性酶的调节是必

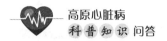
要的。高钙血症是内分泌临床较常见的急症之一，轻者无症状，重者可危及生命。高钙血症最常见的原因为原发性甲状旁腺功能亢进症和恶性肿瘤，占总致病因素的90%以上。按血钙升高水平可将高钙血症分为轻度、中度和重度三类，轻度高钙血症为血总钙值 2.75 ～ < 3 mmol/L (11 ～ < 12 mg/dl)；中度为 3 ～ 3.5 mmol/L (12 ～ 14 mg/dl)；重度时 > 3.5 mmol/L (> 14 mg/dl)，同时可导致一系列严重的临床征象。当血钙水平 ≥ 3.75 mmol/L (≥ 15 mg/dl) 时称为高钙危象（也有时认为高于 14 mg/dl 或 16 mg/dl 者），系内科急症，需紧急抢救。

37. 钙通道阻滞剂治疗高原心脏病会出现哪些不良反应？

钙通道阻滞剂是一类用于抗高血压和心脏病的药物。在治疗高原心脏病时主要通过阻止钙离子流入心脏和血管，减少心脏收缩力，扩张血管，降低血压，从而改善心脏负荷。常用药物有硝苯地平、氨氯地平等。但在使用过程中也会出现一些不良反应。以下是一些常见的不良反应及其发生机制：

（1）心血管系统不良反应：包括心动过缓、心律失常、低血压等。钙通道阻滞剂抑制心肌细胞内的钙离子进入，从而减少心肌细胞的收缩力和心率，导致心动过缓、心律失常和低血压等不良反应的发生。

（2）消化系统不良反应：包括食欲不振、恶心、呕吐、腹泻等。钙通道阻滞剂抑制平滑肌细胞内的钙离子进入，从而减少平滑肌的收缩力，导致消化系统不适。

（3）中枢神经系统不良反应：包括头晕、头痛、眩晕等。钙通道阻滞剂影响中枢神经系统内的神经传递过程，导致头晕、头痛、眩晕等不良反应的发生。

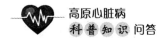
（4）过敏反应：包括皮疹、荨麻疹、过敏性休克等。

综上所述，钙通道阻滞剂治疗高原心脏病的不良反应主要包括心血管系统、消化系统、中枢神经系统和过敏反应等方面。以上不良反应并非每位患者都会出现，且其程度和频率因个体差异而异。在使用钙通道阻滞剂治疗高原心脏病时，应密切监测患者的症状，并在医生的指导下调整药物剂量或更换药物。如果出现严重的不良反应，应立即就医并告知医生所使用的药物。

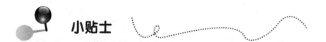

小贴士

——过敏反应：是指已免疫的机体在再次接受相同物质的刺激时所发生的反应。反应的特点是发作迅速、反应强烈、消退较快，有明显的遗传倾向和个体差异。当人体接触到过敏原时，免疫系统会错误地将其视为有害物质，并产生过度的免疫反应，导致一系列症状和体征。过敏反应的严重程度因人而异，从轻微的皮肤瘙痒到严重的过敏性休克都有可能发生。

38. β 受体阻滞剂治疗高原心脏病会出现哪些不良反应？

β 受体阻滞剂是一类应用于高血压、冠心病等的治疗药物，其能够选择性地与 β 肾上腺素受体结合，从而抵抗神经递质和儿茶酚胺对 β 受体的激动作用。常见的药物主要有阿替洛尔、美托洛尔、盐酸索他洛尔等。在治疗高原心脏病时主要通过阻断心脏和血管的 β 受体，减少心脏的负荷和氧耗，降低血压，改善心脏的氧合，从而减轻症状。然而，使用 β 受体阻滞剂也可能伴随一些不良反应，尤其是在高原环境下，这些反应可能包括：

（1）心率减慢和心律失常：β 受体阻滞剂阻断心脏的 β_1 受体，减慢心率，但在某些情况

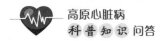

下可能导致心律失常。患者在使用过程中应定期监测心率和心律，如出现异常应及时就医并与医生沟通。

（2）低血压和晕厥：β受体阻滞剂可能引起血压下降，导致低血压和晕厥。特别是在初始治疗阶段，剂量应逐渐增加，以避免急性血压下降。患者在用药期间应注意体位变换，避免突然站立或起床。

（3）支气管痉挛：β受体阻滞剂会阻断肺部的β₂受体，导致气道收缩，支气管痉挛，可能引起呼吸困难和哮喘加重。对于哮喘或慢性阻塞性肺疾病患者，使用β受体阻滞剂需要谨慎，并在医生指导下进行监测和调整。

（4）疲劳和运动耐力下降：β受体阻滞剂可通过影响代谢和能量产生导致患者疲劳和乏力，患者在用药期间应注意休息和适度运动，避免过度劳累。

（5）睡眠障碍和抑郁情绪：β受体阻滞剂

可能影响睡眠质量，并引起抑郁情绪。患者在用药期间应保持良好的睡眠习惯，如有需要可与医生讨论调整剂量或药物选择。

（6）掩盖低血糖症状：在糖尿病患者中，β受体阻滞剂可能会掩盖低血糖的一些症状，如心悸和出汗，使得低血糖不易被察觉。对于糖尿病患者，使用β受体阻滞剂需要谨慎，并在医生指导下进行监测和调整。

β受体阻滞剂是一种常用的治疗高原心脏病的药物，但在使用过程中可能出现一些不良反应。患者在接受治疗时应密切关注自身症状变化，并与医生保持良好的沟通。医生会根据患者的具体情况进行个体化的治疗方案，以最大限度地减少不良反应的发生，并确保治疗效果的最佳化。

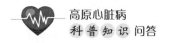

39. 血管紧张素转换酶抑制剂（ACEI）治疗高原心脏病会出现哪些不良反应？

血管紧张素转化酶抑制剂是一种抑制血管紧张素转化酶活性的化合物。血管紧张素转化酶（ACE）催化血管紧张素 I 生成血管紧张素 II，后者是强烈的血管收缩剂和肾上腺皮质类醛固酮释放的激活剂，对心血管系统有重要影响。在高原环境中，心脏可能会发生重构以适应持续的压力。ACEI 可以帮助防止或减缓这种重构过程。ACEI 通过减少血管紧张素 II 的生成还能扩张血管，降低高血压，减轻心脏的负担，改善组织的氧合情况。ACEI 还具有利尿作用，可以帮助减少体内液体潴留，但是在使用过程中也会出现一些不良反应。例如：

（1）低血压：ACEI 可以降低血压，因此在使用过程中可能会出现低血压的不良反应。低血压可能会导致头晕、乏力、恶心、呕吐等症状，严重时甚至会导致晕厥。所以最好是从小剂量开始服用。

（2）咳嗽：ACEI可以刺激气道上皮细胞释放缓激肽，引起患者刺激性干咳，出现持续性的咽痒、咽部干燥、偶有呕吐，常于夜间加重，会出现声音嘶哑或者诱发哮喘，多于用药第一周内出现，停药1~4天咳嗽可以完全缓解。

（3）高钾血症：ACEI可以抑制醛固酮的分泌，从而增加血浆中钾离子的浓度。高钾血症可能会导致心律失常、肌无力、呼吸困难等症状，严重时可能会危及生命。肾功能正常的人不会出现高钾血症，慢性肾功能受损的人，肾脏排钾的能力减弱，容易导致高钾血症。因此肾功能损伤的患者使用该种类型药物时应该注意检测血钾浓度。

（4）肾功能损害：所有的ACEI都有可能引起肾功能损害，因为ACEI可以降低肾小球滤过率，从而影响肾功能。所以患者在使用ACEI治疗高原心脏病的第一个月内要监测肾功

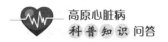

能，肾功一旦升高要停药，肾功能检查中肌酐
＞265 μmol/L 一定要停用，双侧肾动脉严重狭
窄的患者要禁用。

（5）神经血管性水肿：比较罕见，会伴发
咽喉水肿而危及生命，主要是与咽喉部缓激肽、
通道受血管紧张素转换酶或者其他活性物质刺激
有关。

（6）过敏反应：少数患者在使用 ACEI 时可
能会出现过敏反应，表现为皮疹、荨麻疹、呼吸
困难等症状。如果出现过敏反应，应立即停止使
用 ACEI，并及时就医治疗。

因此，使用 ACEI 时，需要密切监测患者的
血压、钾离子浓度和肾功能等指标，以及及时处
理出现的不良反应。

40. 抗凝药治疗高原心脏病会出现哪些不良反应？

抗凝药是通过影响参与凝血过程的凝血因子，从而阻止血液凝固的药物，常常被用来预防和治疗血栓栓塞性疾病，如急性心肌梗死、脑梗死、不稳定性心绞痛、肺栓塞和深静脉血栓等。根据作用机制，抗凝药主要分为四大类，分别为维生素 K 拮抗剂，如华法林；凝血酶间接抑制剂，如肝素与低分子肝素；直接凝血酶抑制剂，如达比加群；凝血因子 X 抑制剂，如利伐沙班、阿哌沙班、磺达肝癸钠。

口服抗凝药有传统口服与新型口服之分，临床常用的传统口服抗凝药有华法林等，新型口服抗凝药包括利伐沙班、阿哌沙班、艾多沙班和达比加群等。

无论是传统的抗凝药，还是新型的抗凝药最常见的副作用是出血，出血可表现为轻微出血和严重出血。轻微出血包括鼻出血、牙龈出血、皮

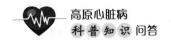

肤黏膜瘀斑、月经过多等；严重出血可表现为肉眼血尿、消化道出血，甚至可以发生颅内出血。新型抗凝药还可出现贫血，沙班类（如利伐沙班、阿哌沙班）的常见不良反应还包括恶心、肝酶升高等。

41. 如果发现用药不适，应该立即停药吗？

不能突然停药，因为突然停药可能会导致一系列不良反应，停药反跳从而导致病情反弹，且长期使用一种药物会产生药物依赖性，突然停药会出现戒断症状，如头痛、恶心、呕吐等。

（1）利尿药能够促进肾脏排泄水分和电解质，如果突然停药，体内水分和电解质的平衡可能会被打破，导致低钠血症、低钾血症等不良反应。其次，突然停药，可能会导致病情反弹，水肿复发。因而在使用利尿药时应该注意饮食和补

充适当的电解质，以维持体内水分和电解质的
平衡。

（2）钙离子通道阻滞剂治疗高原心脏病时，
首先能够减少心肌细胞的兴奋性和收缩力，突然
停药可能会导致心肌细胞的兴奋性增加，从而引
起心律失常。其次，该药能够降低血压，突然停
药可能会导致突然升高，从而增加心血管疾病的
风险。

（3）β受体阻滞剂治疗高原心脏病是一种
长期的治疗过程，需要患者按照医生的建议规
律地服用药物。β受体阻滞剂能够使心脏跳动
更慢，力度更小，达到降低血压的目的，从而
缓解高原心脏病的症状。如果突然停药，这些
症状可能会再次出现或加重，如呼吸困难、心
悸、胸闷等。其次，突然停药，可能会导致心
律失常、心绞痛、心肌梗死等心血管事件的
发生。

（4）血管紧张素转换酶抑制剂（ACEI）治

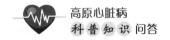
疗高原心脏病突然停药可能会导致血压升高，血管性水肿风险增加，肾功能异常，影响前期心力衰竭的治疗效果。

（5）服用抗凝药出现牙龈出血时，无论严重程度如何，均应积极采取措施局部止血，如先压迫止血，并及时去医院就诊。检查凝血功能和排查有无其他合并症后，如果确定患者不需要住院、手术或输血，并已止血，可以继续使用抗凝药，但应按照医生的指导调整抗凝药的治疗。患者应遵从医师的医嘱用药，以保证可尽快达到抗凝效果同时避免不良反应，用药过程中如果出现治疗以外的不良反应时要及时就医，在医生指导下对症处理，不建议自行停药。

因此，在使用利尿药、钙离子通道阻滞剂、β受体阻滞剂、ACEI 和抗凝药治疗高原心脏病时应该遵医嘱，不要自行停药。如果需要停药，应该在医生的指导下逐渐减少药量，以避免不良反应的发生。同时，使用这种类型的药物应该注意饮食和避免与其他药物相互作用，以确保药物的疗效和安全性。

 小贴士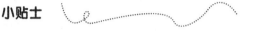

——停药反跳：长期使用某种药物，机体对药物产生了适应性，一旦停药或减量过快使机体调节功能失调，从而导致功能紊乱，病情或症状反跳、回升，疾病加重等现象。

42. **利尿药用药出现不良反应应如何有效处理**？

长期使用利尿药也可能会出现不良反应，如头晕、口渴、尿量减少等。如果在家中出现利尿药的不良反应，应该采取以下措施：

（1）及时就诊：考虑到利尿剂副作用可能会导致严重电解质紊乱，需要及时去医院就诊。

（2）定期复查：在使用利尿药时，应该定

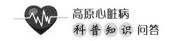
期复查身体状况，包括血压、心率、尿量等指标，以及肾功能和电解质水平等。

总之，在使用利尿药治疗高原心脏病时，应该密切关注身体状况，及时发现并处理不良反应，及时就诊。

43. **钙通道阻滞剂用药出现不良反应应如何有效处理?**

长期使用钙通道阻滞剂也可能会出现不良反应，如头晕、恶心、心律失常等。如果在家中出现钙通道阻滞剂的不良反应，应该采取以下措施：

（1）头昏、头痛可能是由于药物扩张血管引起，也有可能是降压后感觉不适。在服药一段时间后，上述症状有可能改善，若长时间服药症状仍无改善或不能耐受，则须在医生指导下换其他类降压药。

（2）引起胫前、踝部水肿、牙龈增生为钙拮抗剂治疗的常见不良反应，临床发现钙拮抗剂与利尿剂合用可以减轻或消除水肿。牙龈增生者注意口腔卫生，勤刷牙，做好口腔卫生；不要压碎或嚼碎这类药片，停药后可消减。

（3）便秘发生程度与所用剂量成正相关，连续长期用药便秘可逐渐减轻。还可食用一些含纤维素高的食物和水果。

（4）如果出现钙通道阻滞剂的严重不良反应时，应该及时告知医生，医生会根据患者的情况调整药物剂量或更换其他药物。

（5）在使用钙通道阻滞剂时，应该定期复查身体状况，包括心电图、心率、血压等指标，以及肝肾功能和电解质水平等。

（6）如果出现严重的不良反应，如呼吸困难、胸痛等，应该立即就医，并告知医生正在使用钙通道阻滞剂。

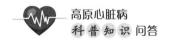

44. β受体阻滞剂用药出现不良反应应如何有效处理？

长期使用β受体阻滞剂用于治疗高原心脏病，可能会出现不良反应，如心悸、低血压、呼吸困难等。如果在家中出现β受体阻滞剂的不良反应，应该采取以下措施：

（1）紧急情况：如果出现严重的不良反应，如严重心悸、胸痛、呼吸困难等，应立即拨打急救电话。

（2）肌肉震颤：轻微的肌肉震颤通常不严重，会随着用药时间延长而逐渐缓解。但如果震颤影响到日常生活，应咨询医生。

（3）耐药性：如果怀疑出现耐药性，应与医生沟通调整用药方案，避免长期单一使用短效$β_2$受体激动剂。

（4）吸入技术：如果使用吸入剂，确保正确掌握吸入技术，以减少不良反应并提高疗效。

（5）如果出现低血糖症状（如出汗、颤抖、头晕），可以摄入含糖饮料或食物。如果出现高血糖症状（如口渴、多尿），应避免高糖食物和饮料，并监测血糖水平。

（6）备用药物：对于已知的哮喘患者，家中应备有急救药物，如短效 β_2 受体激动剂吸入剂，并知晓如何使用。

（7）遵医嘱：始终遵循医生的指导和建议，不要自行调整药物剂量或治疗方案。

总之，如果在家中使用 β 受体阻滞剂出现不良反应，及时与医生联系并采取相应的处理措施是非常重要的。

45. 血管紧张素转换酶抑制剂用药出现不良反应应如何有效处理？

血管紧张素转换酶抑制剂（ACEI）是一种常用于治疗高原心脏病的药物，其主要作用是通过抑制血管紧张素转换酶的活性，降低血管紧张

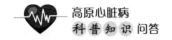
素Ⅱ的水平，从而扩张血管、降低血压、减轻心脏负担。但是，使用ACEI也可能会出现不良反应，如低血压、咳嗽等。如果在家中出现不良反应，应该如何有效处理呢？

（1）低血压：低血压是ACEI常见的不良反应之一，表现为头晕、乏力、晕厥等症状。如果出现低血压，应该采取以下措施：

①平卧休息：尽快平卧，保持头部稍微高于身体，以促进血液回流。

②补充水分：喝一些温水或淡盐水，以增加血容量。

③调整姿势：慢慢起床或站起来，避免突然变换姿势。

（2）咳嗽：ACEI使用过程中还可能出现咳嗽，这是最常见的不良反应，与给药的剂量无关，随着用药时间的延长其症状也不呈现缓解趋势。表现为无痰干咳，夜间为重，常影响患者睡眠。应该采取以下措施：

①减轻药物剂量或换为咳嗽发生率较低的ACEI，若持续不缓解，可换用其他药物。

②饮水：多喝水，以缓解喉部干燥和刺激。

③口服止咳药：口服一些止咳药，如巴豆止咳糖浆、复方甘草片等。

（3）肝功能损害：ACEI 使用过程中还可能出现肝功能损害，表现为黄疸、恶心、呕吐等症状。如果出现肝功能损害，应该立即停止使用ACEI，并就医进行治疗。

（4）肾功能减退、蛋白尿：用药后血肌酐升高超过基础状态的50%或绝对值超过 2.5 mg/dL，应考虑停药。监测是否有肾功能恶化的迹象，如尿量减少、水肿等，若有疑虑，及时联系医生。

（5）皮疹、血管神经性水肿：药物的过敏反应，一旦出现应立即停药。出现引起喉头水肿窒息的报道。

总之，在家中出现 ACEI 不良反应时，应该及时采取相应的措施，停药，并及时就医。

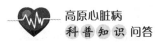

 小贴士

　　——黄疸：黄疸是常见症状与体征，其发生是由于胆红素代谢障碍而引起血清内胆红素浓度升高所致。临床上表现为巩膜、黏膜、皮肤及其他组织被染成黄色。

第六部分

出现并发症须就医

当我们在家中发生高原心脏病的并发症时，该怎么处理呢？除了立即赶往医院进行治疗外，还有哪些要点是需要我们注意的呢？本部分将会对高原心脏病的并发症及就医的注意事项等进行介绍。

46. 高原心脏病有哪些并发症？

除了心脏本身的症状外，高原心脏病还可能引发一些并发症，以下是高原心脏病常见的并发症：

（1）高原性肺水肿：高原性肺水肿是一种严重的并发症，通常发生在海拔 3 000 米以上的地区。当人们暴露在高海拔环境下时，由于氧气稀薄，人体需要更多的氧气来维持正常的生理功能。如果人体无法适应这种环境，就会导致肺部血管收缩，肺泡充血，最终导致肺水肿。

（2）心力衰竭：高原心脏病患者为适应长期低氧环境下的血液循环需求会出现心脏增大，尤其是右心室增大。长期的右心室增大可能导致心功能减退、心力衰竭。心力衰竭的症状包括呼吸困难、疲劳、水肿等，这些症状可能随着高原性心脏病的发展而加剧。

（3）心律失常：高原心脏病患者可能会出

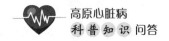
现心律失常的症状。这是由于高海拔环境下，人体需要更多的氧气来维持正常的生理功能，心脏需要更多的氧气来维持正常的收缩和舒张。如果心脏无法适应这种环境，就会导致心律失常。

（4）血栓：高原心脏病患者可能会出现血栓，包括肢体麻木、疼痛、肿胀等。这是由于在高海拔环境下，血液黏稠度增加，血流速度减慢，容易形成血栓。

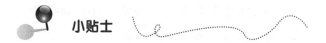

小贴士

——高原性肺水肿：高原性肺水肿是从较低海拔地区快速进入 3 000 米以上的高原地区后，由于缺氧使得肺动脉压力增大，肺循环阻力增加，肺血管内液体渗透到肺泡或者肺间质内形成的水肿。

47. 如何避免高原心脏病并发症的发生？

高原心脏病是一种由于长期暴露在高海拔环境下引起的心脏疾病，常见的并发症包括高原性肺水肿、心力衰竭、心律失常、血栓形成和脑血管意外等。为了避免高原心脏病并发症的发生，我们可以采取以下措施：

（1）逐渐适应高海拔环境：在前往高海拔地区之前，最好提前几天到低海拔地区适应一下，然后再逐渐增加海拔高度，让身体有足够的时间适应高海拔环境，减少身体对缺氧的不适反应。

（2）避免过度劳累：在高海拔环境下，身体需要更多的氧气来维持正常的生理功能。因此，过度劳累会使身体更加缺氧，增加高原心脏病的风险。在高海拔地区，应该避免剧烈运动和过度劳累，保持充足的休息和睡眠。

（3）保持良好的心理状态：心理状态对身

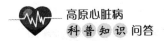
体健康有着重要的影响。在高海拔环境下，应该
保持良好的心理状态，避免过度紧张和焦虑。可
以通过听音乐、阅读书籍、与朋友交流等方式来
缓解压力和焦虑。

（4）饮食调理：在高海拔地区，应该注意
饮食调理，增加蛋白质和碳水化合物的摄入，减
少脂肪和盐的摄入。同时，应该多喝水，保持身
体水分平衡。

（5）定期体检：定期体检可以及早发现高
原心脏病的早期症状，采取相应的治疗措施。在
高海拔地区，应该定期进行心电图、血氧饱和度
等检查，以便及时发现和治疗高原心脏病。

48. 如果高原心脏病患者出现并发症，家
属可以采取的措施有哪些？

如果高原心脏病患者出现并发症，家属可以
采取以下措施：

（1）立即就医：如果高原心脏病患者出现严重并发症，如急性心力衰竭或肺水肿，家属应该立即就医。在前往医院的途中，可以让患者保持平卧位，保持呼吸道通畅，避免过度劳累和紧张。

（2）给予氧气：在高海拔环境下，缺氧是导致高原心脏病并发症的主要原因之一。如果患者出现呼吸困难、气促等症状，可以给予氧气治疗，以缓解缺氧的症状。

（3）合理用药：在医生指导下使用 β 受体激动剂、利尿剂等药物，以缓解症状和减轻心脏负担。

（4）饮食调整：保持患者饮食清淡，避免进食高盐、高脂食物，如咸菜、肥肉等，以免加重心脏负担。建议患者多吃新鲜水果和蔬菜，如苹果、火龙果、菠菜等，以及富含蛋白质的食物，如奶制品、豆制品、瘦肉等，以维持营养均衡。

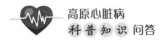
（5）如果条件允许，可考虑将患者转移到低海拔地区，以减轻高原环境对心脏的负担。

49. 如果高原心脏病患者出现并发症，前往医院就医时的注意事项有哪些？

当高原心脏病患者出现并发症并前往医院就医时，有几个重要的注意事项需要牢记。

（1）寻求紧急医疗救助：如果患者出现严重的症状，如胸痛、呼吸困难、突然昏厥等，应立即寻求紧急医疗救助。这些症状可能表示心脏状况严重恶化，需要紧急处理。

（2）寻找专科医生：高原心脏病的并发症需要由心血管专科医生进行评估和治疗。因此，患者应尽可能前往专业的心血管医院或诊所就医，以确保得到最佳的医疗护理。

（3）携带相关的医疗信息：患者前往医院时，最好携带个人的健康档案、病历记录和用药清单等医疗信息。这些信息可以帮助医生更好地了解患者的病史和用药情况，有助于制定更准确的诊断和治疗方案。

（4）描述症状和病史：在就医时，患者应详细描述自己的症状和病史，包括症状的发生时间、持续时间、程度、是否加重等方面的信息。此外，还应提供关于之前的诊断、治疗和用药情况的详细信息。这些信息对医生进行评估和诊断非常重要。

（5）接受必要的检查和监测：根据医生的建议，患者可能需要接受一系列的检查和监测，包括心电图、血液检查、心脏超声等。这些检查可以提供有关患者心脏功能和病情严重程度的重要信息，帮助医生制订合理的治疗方案。

（6）遵循医生的治疗建议：医生可能会根据患者的病情和并发症的严重程度，制订相应的治疗计划。患者应严格遵守医生的治疗建议，包括用药指导、饮食调整、生活方式改变等。同

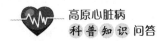
时，定期复诊和遵循医嘱进行治疗监测也是非常重要的。

（7）寻求家人或朋友的陪伴：前往医院就医可能会带来一定的紧张和焦虑。在这个过程中，患者可以让家人或朋友的陪伴，获得情感支持和安慰。他们可以帮助患者记住医生的建议，提供实际的支持和帮助。

第七部分

监测指标异常应就医

　　本部分将详细介绍高原心脏病患者监测的一些指标，用于及时判断病情是否有变化。这不仅能够强化患者的自我检测意识，还能在出现异常情况的时候，及时就医，不延误病情。

50. **患者需要定期进行哪些指标的监测**？

对于高原心脏病患者，定期进行一系列指标的监测是非常重要的，这可以帮助医生评估病情的变化、调整治疗方案，并及时发现并处理潜在的并发症。以下是一些常见的需要定期监测的指标：

（1）血压监测：高血压是高原心脏病的常见并发症之一，因此，定期测量血压是非常重要的。通过血压监测，可以评估血压的控制情况，及时调整降压药物的剂量和类型。

（2）心率监测：心率是衡量心脏健康状况的重要指标之一。通过定期测量心率，可以评估心率的稳定性，检测是否存在心律失常，并根据情况进行调整治疗。

（3）心电图监测：心电图是评估心脏电活动的重要工具，可以提供关于心脏节律、心脏传导系统和心肌缺血等方面的信息。定期进行心电

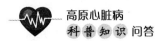
图监测有助于发现心电图异常的变化，并进行相应的干预和治疗。

（4）血氧饱和度监测：由于高原环境氧气含量较低，患者可能面临血氧饱和度下降的风险。因此，定期监测血氧饱和度可以评估患者的氧合情况，并及时采取措施，如给予氧气补充。

（5）心肌酶监测：心肌酶（如肌钙蛋白 T 和肌酸激酶－MB）的测量可以评估心肌损伤的程度。当心肌损伤发生时，心肌酶的水平会升高。定期监测心肌酶水平有助于评估心肌损伤的程度和进展。

（6）超声心动图检查：超声心动图是一种无创的检查方法，通过声波技术评估心脏结构和功能。定期进行超声心动图检查可以评估心脏壁运动、心室功能和心脏瓣膜的情况，帮助医生了解心脏的健康状况和病变程度。

（7）血液检查：定期进行血液检查可以评估患者的血液成分、电解质平衡、肝肾功能和炎症指标等。这些指标可以提供有关患者整体健康状况的信息，并帮助医生调整治疗方案。

（8）呼吸功能评估：高原心脏病患者可能存在肺部功能障碍的风险。定期进行呼吸功能评估可以检测肺功能的变化，并指导相应的治疗，如肺部康复训练和使用呼吸辅助设备。

（9）运动耐力测试：定期进行运动耐力测试可以评估患者的心肺功能和身体耐力水平。这对于制订个体化的运动锻炼计划和评估治疗效果非常重要。

（10）心血管影像学检查：根据患者的具体情况，医生可能会要求进行心血管影像学检查，如心脏磁共振成像、心血管计算机断层扫描（CT）等。这些检查可以提供更详细的心脏结构和功能信息，帮助医生做出更准确的诊断和治疗决策。

通过定期监测上述指标，可以全面评估患者的病情和疾病进展，并及时调整治疗方案。同

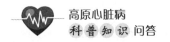
时，患者应遵循医生的建议，按时进行定期复诊和检查，以保持病情的稳定和控制，并降低并发症的风险。请注意，上述指标的监测频率和方法可能会因患者的具体情况和医生的建议而有所不同。因此，患者应密切配合医生的指导进行个性化的监测和治疗。

51. **高原心脏病患者需要多久进行一次监测？**

对于高原心脏病患者，监测的频率取决于患者的病情、治疗方案以及医生的建议。一般而言，定期监测是必要的，以便及时评估病情的变化、调整治疗方案，发现并处理并发症。

初诊后监测：在确诊高原心脏病后，患者通常会进行一系列的初诊评估和监测，这包括详细的病史询问、体格检查、心电图、血压测量等。此后，医生可能会根据患者的具体情况和病情的严重程度制定个性化的治疗方案，并建议进行进一步的监测。

定期复诊监测：患者需要定期复诊，并进行一系列的监测，以评估病情的变化和治疗效果。一般而言，定期复诊的频率为每3个月或每6个月一次。

高原活动期间监测：对于患者在高原活动期间，特别是进行高强度活动或登山等剧烈运动时，需要更加密切的监测。建议患者每天监测自己的症状、血压和心率，并记录下来。如果出现异常情况，如胸闷、气短、心悸等症状加重，应及时就医。

特殊情况下的监测：在某些特殊情况下，如手术前后、急性加重期、并发症发生等，患者可能需要更频繁的监测。这取决于具体情况和医生的建议。

需要强调的是，上述监测频率的建议仅供参考，实际的监测频率应根据患者的具体情况和医

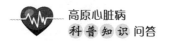
生的指导来确定。每位患者的病情和治疗需求是独特的，因此个性化的监测计划是非常重要的。此外，如果患者在监测过程中出现任何不适或异常情况，应及时向医生报告并寻求进一步的建议和治疗。

52. 高原心脏病患者监测指标异常的表现有哪些？

对于高原心脏病患者，监测指标的异常表现可以涉及多个方面，包括症状、体征和实验室检查。以下是一些常见的异常表现：

（1）症状方面：患者可能在静息状态，活动后或者夜间出现胸闷、胸痛、呼吸困难，心悸，心跳加速或不规则心律，发绀加重，下肢水肿等心功能失代偿表现。

（2）体征方面：血压升高。高原心脏病患者可能出现血压升高的情况。心脏杂音。医生在听诊时可能会听到心脏杂音。呼吸音异常。医生在听诊时可能会发现异常的呼吸音，如湿性啰音或干性啰音。

（3）实验室检查方面：血常规异常。患者由于慢性缺氧导致继发性红细胞增多，血液黏稠度增加，血红蛋白、红细胞计数明显升高。血气分析异常。出现低氧血症、血氧饱和度下降、氧分压降低。心电图异常。可能提示心肌缺血、心律失常、传导阻滞等情况。

这些指标的异常表现需要结合患者的临床症状和病史进行综合分析，以确定诊断和制定治疗方案。患者应定期到医院进行专业检查，并与医生密切沟通，以便及时发现和处理发现的健康问题。

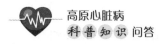
53. 高原心脏病患者监测指标异常是否意味着病情恶化了？

监测指标异常在高原心脏病患者中并不总是意味着病情的恶化，但它可能是病情变化或并发症发生的重要指示。在理解监测指标异常的意义时，需要考虑以下几个因素：

（1）病情的稳定性：监测指标的异常可能是由于临时的生理或环境因素引起的，并不一定表示病情的恶化。例如，在高原环境中，患者可能暴露于更严重的低氧环境，导致血氧饱和度下降或心率增加，但这可能是正常的生理适应反应。因此，需要考虑监测指标异常的持续性和相关症状是否出现。

（2）病情的变化：监测指标的异常可能反映了病情的变化。例如，血压升高、呼吸困难加重、心脏杂音增强等指标的异常可能表示心脏负荷增加或心功能减退，这可能需要进一步评估和调整治疗方案，以控制病情并预防并发症的发生。

（3）并发症的发生：监测指标异常也可能与高原心脏病的并发症有关。例如，心律失常、心肌缺血、肺部水肿等并发症的发生可能导致心电图异常、心脏杂音和呼吸困难等指标的异常。这些情况需要及时识别并积极干预，以防止病情进一步恶化。

54. 如何理解监测指标的结果和数字？

对于高原心脏病患者来说，监测指标的结果和数字是评估疾病状态和治疗效果的重要依据。理解这些监测指标的意义和数字背后的含义，可以帮助患者更好地管理和控制疾病。下面将详细介绍几个常见的监测指标及其解读：

（1）心率：心率是指心脏每分钟跳动的次数。正常成年人的安静心率通常在 60～100 次/分

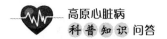
钟。在高原心脏病患者中，心脏为了补偿氧气供应不足，可能会增加心率。因此，高原心脏病患者的心率常常会超过正常范围。监测心率的变化可以反映心脏的负荷和功能状态，如果心率持续过高或过低，可能需要调整治疗方案。

（2）血压：血压是指血液在血管内流动时作用于单位面积血管壁的侧压力。通常用收缩压（高压）和舒张压（低压）两个数值来表示。正常血压是收缩压低于 120 mmHg，舒张压低于 80 mmHg，高原心脏病患者由于氧气供应不足及耗氧量增加，心脏负荷增加，血压可能升高。监测血压的变化可以评估心血管系统的状况和治疗效果。

（3）血氧饱和度：血氧饱和度是指血液中氧气的含量占总血红蛋白容量的百分比。正常成人的血氧饱和度应在 95% 以上。在高原环境中，由于氧气稀薄，高原心脏病患者的血氧饱和度可能下降。监测血氧饱和度可以评估患者的氧气供应情况，如果血氧饱和度持续低于正常范围，可能需要采取措施增加氧气供应。

（4）心电图：心电图是通过记录心脏电活动来评估心脏功能和心脏节律的工具。高原心脏病患者的心电图可能出现一些异常改变，如心电图波形的变化、心律失常等。通过监测心电图的变化，可以了解心脏的电活动情况，评估心脏功能和治疗效果。

（5）BNP：BNP 是一种由心肌细胞合成的具有生物学活性的天然激素，主要在心室表达，它在心脏负荷增加或心肌损伤时释放增加。在高原心脏病患者中，BNP 水平可能升高，反映心脏负荷和心肌功能的改变。监测 BNP 水平可以提供心脏负荷状态的信息，评估疾病的严重程度和治疗效果。

除了以上几个常见的监测指标外，还有一些其他的指标，如血红蛋白、心肌酶谱、心脏超声等，它们也可以用于评估高原心脏病患者的疾病

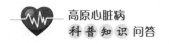
情况。这些监测指标的结果需要由医生进行综合解读，并结合患者的临床症状、体征和其他检查结果来判断疾病的严重程度和进展情况。

55. 哪些异常症状及体征是需要紧急就医的？

对于高原心脏病患者，有些异常症状和体征是需要紧急就医的，因为它们可能表示心脏状况严重恶化或出现严重的并发症。以下是一些需要引起高原心脏病患者关注并尽快就医的异常指标：

（1）严重的呼吸困难：高原心脏病患者在活动或休息时出现明显的呼吸困难，特别是伴随着呼吸急促、不能平卧或需要额外的氧气供应时，可能表示心脏功能受损严重。

（2）剧烈胸痛：如果高原心脏病患者出现剧烈的胸痛，尤其是伴随着呼吸困难、冷汗、恶心、呕吐或晕厥等症状，可能表示心肌缺血或心肌梗死的发生。

（3）意识改变：如果高原心脏病患者出现意识改变，如意识模糊、精神状态异常或昏迷，可能表示严重的脑供血不足。

（4）频繁或持续的心律失常：高原心脏病患者出现频繁的心律失常，如心悸、心动过速、心动过缓、心律不齐等，可能表示心脏电活动紊乱严重。

（5）明显水肿：高原心脏病患者出现明显的水肿，尤其是伴随着面部、手脚、腹部等部位的水肿，可能表示心功能严重受损，导致心脏无法有效地泵血。

（6）持续性胸闷或压迫感：如果高原心脏病患者经常出现胸闷或压迫感，无论是在休息时，还是在活动时，都需要就医评估。

第八部分

高原心脏病的预后与康复

目前，我们已经了解了高原心脏病的病因、症状、诊断和治疗方法，那么我们还能做哪些努力呢？通过本部分的介绍，我们希望广大读者能够对高原心脏病有更深入的了解，提高自我保健意识，关注心脏健康，共享健康生活。

高原心脏病的康复方案有哪些?

对于高原心脏病患者，康复方案是非常重要的，它可以帮助患者改善心脏功能、减轻症状、提高生活质量，并预防并发症的发生。高原心脏病的康复方案主要包括以下几点：

（1）个性化评估：康复方案应该以患者的具体情况为基础，因此首先需要进行全面的个性化评估。评估包括患者的病史、症状、心脏功能、心肺功能等方面的综合评估。通过评估，医生可以了解患者的康复需求和目标，制订出适合患者的康复计划。

（2）体力活动和运动训练：适度的体力活动和运动训练是高原心脏病康复的核心内容。运动训练包括有氧运动、力量训练和灵活性练习等。患者应在专业医生的指导下进行运动，逐渐增加运动强度和时长。

（3）饮食指导：合理的饮食是康复的重要

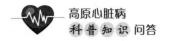

组成部分。患者需要遵循低盐饮食，减少脂肪和胆固醇的摄入，增加膳食纤维、新鲜水果和蔬菜的摄入。

（4）心理支持：心理因素对康复过程起着重要作用。患者可能面临焦虑、抑郁、自我负责感等情绪问题，因此心理支持是必不可少的。康复团队中的心理咨询师或心理学家可以提供情绪支持、心理咨询和心理干预等服务，帮助患者积极应对情绪问题，增强心理适应能力。

（5）药物治疗和管理：药物治疗在高原心脏病康复中起着重要作用。患者需要按照医生的建议进行药物治疗，并遵循规定的用药方案。定期复查和调整药物剂量也是必要的。

（6）教育和培训：康复过程中的教育和培训对患者和家属的参与和合作至关重要。康复团队会提供相关的健康教育，包括病情认知、生活方式改变、药物管理、急救措施等方面的知识。患者和家属需要了解病情、学会自我监测和管理，并掌握应急处理的技能。

（7）定期随访和评估：康复过程需要进行定期的随访和评估。医生和康复团队会定期检查患者的心脏功能、症状改善情况、药物疗效等，并根据评估结果调整康复计划。

高原心脏病的康复方案是一个综合性的治疗过程，应该个性化，并由专业的康复团队制定和管理。患者需要积极参与康复过程，遵循医生和康复团队的建议，定期复查和随访，以实现最佳的康复效果。

57. 高原心脏病的预后怎么样？

高原心脏病的预后因患者的个体差异和病情严重程度而异，其预后受多种因素的影响，预后的好坏取决于病情的严重程度、早期诊断和治疗的及时性、患者的年龄和整体健康状况等。在早

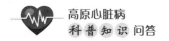
期诊断和积极治疗的情况下，大多数高原心脏病患者可以获得良好的预后。

高原心脏病的预后与病情的严重程度密切相关。对于轻度病例，大部分患者可以获得良好的预后；对于中度病例，预后取决于治疗的及时性和有效性。对于这些患者，治疗的目标是减轻症状、改善生活质量和延缓病情进展。

其次，治疗的及时性对预后也至关重要。早期诊断和治疗可以有效地控制病情发展，并减少并发症的发生。患者应严格按照医生的建议进行治疗，并进行定期的随访和检查，以确保病情得到有效控制。

另外，患者的年龄和身体的健康状况也对预后产生影响。年轻、身体健康状况较好的患者通常有更好的预后，因为他们具备更好的生理储备和心脏适应能力。相比之下，年龄较大、存在其他慢性疾病或并发症的患者，其预后可能较差。

最后，患者的生活方式和治疗依从性也对预

后起着重要作用。合理的生活方式包括健康的饮食、适度的运动、戒烟戒酒等，有助于改善心脏功能和整体的健康状况。此外，患者应按时服用医生开具的药物，定期进行复查和监测，并遵循医生的治疗建议和指导。

58. 高原心脏病是否会影响智力和认知能力？

高原心脏病主要影响心脏功能和血液供应，虽与智力和认知能力并不直接相关，但可能间接影响智力和认知功能。

长期暴露在缺氧环境中，可能引起脑细胞损伤，从而引起头晕、注意力不集中、思维迟缓、记忆力下降等症状，从而对智力和认知能力产生间接影响。另外，高原心脏病的药物治疗可能会产生一定的副作用，如头晕、注意力不集中、疲劳等，从而对患者的认知能力产生影响。然而，

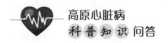
这些影响通常是可逆的，并且在药物调整和适应过程中可能会减轻或消失。

尽管高原心脏病可能对智力和认知能力产生一定影响，但这种影响通常是较轻的，并不会导致明显的智力损害。关键是早期发现和积极管理高原心脏病，控制病情，遵循医生的建议进行药物治疗和定期随访。如果患者或家属对患者的智力和认知能力有所担忧，建议咨询专业医生，进行相关评估和检查，以便确定是否存在其他因素对认知功能产生影响，并采取相应的干预措施。此外，心理和社会支持也对患者的认知功能和心理健康有积极的影响，应给予患者足够的关爱和支持，可以帮助他们应对疾病。

59. 高原心脏病是否有后遗症？

根据研究，高原心脏病患者在治疗后大多数

症状可以得到缓解，但是一些患者可能会出现一些后遗症。

　　首先，高原心脏病患者可能会引起心功能不全。由于长期缺氧引起的心脏适应性改变，可能会导致心肌损伤和心功能的下降。这些患者可能会出现心脏扩大、心肌肥厚、心律失常等症状。慢性患病者表现为以右心室后负荷过重所致的右心室肥厚为主的多器官损害。

　　其次，高原心脏病患者可能会出现肺功能不全。在长期缺氧状态下，肺血管病变以肺动脉壁细胞增多、肺动脉壁增厚和管腔狭窄为特征，可能会导致肺部气体交换功能下降，从而引起肺部疾病的发生，这些患者可能会出现肺水肿等症状。

　　此外，高原心脏病患者可能会出现神经系统和精神方面的后遗症。由于长期缺氧引起的神经系统适应性改变，可能会导致神经系统和精神方面的问题。这些患者可能会出现头痛、失眠、抑郁等症状。

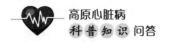

总之，高原心脏病患者在及时的治疗后，大多数症状可以得到缓解，但是一些慢性患病者可能会出现一些后遗症。

60. 如何调整饮食和生活方式以促进高原心脏病的康复？

对于高原心脏病的患者，除了药物治疗外，调整饮食和生活方式也是非常重要的，具体如下。

（1）饮食调整：

①控制盐摄入量：高盐饮食会导致血压升高，对于高原心脏病患者来说，血压升高会加重心脏负担，因此应该控制盐的摄入量，每天不超过 6 克。

②增加蛋白质摄入量：蛋白质是维持心脏健康的重要营养素，可以促进心肌细胞的修复和再生。高原心脏病患者应该适当增加蛋白质的摄入

量，如鱼、肉、蛋、豆类等。

③多吃蔬菜、水果：蔬菜水果富含维生素和矿物质，可以帮助身体抵抗缺氧和氧化应激，促进心脏健康。建议每天摄入 300～500 克的蔬菜，200～350 克水果。

（2）生活方式调整：

①适当运动：适当的运动可以促进心脏健康，增强心肺功能。对于高原心脏病患者来说，建议选择轻度运动，如散步、慢跑、打太极拳等，每天坚持 30 分钟以上；对于没有规律运动习惯的患者，应逐渐增加运动强度和持续时间，且避免在极寒和极高海拔的环境中运动。

②合理休息：高原心脏病患者应该注意休息，避免过度劳累。建议每天保证充足的睡眠，睡眠时间为 7～8 小时。

③减轻精神压力：精神压力会对心脏造成负担，对于高原心脏病患者来说更是如此。建议采取一些放松的方法，如听音乐、做瑜伽等，减轻

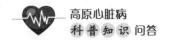
精神压力。

④戒烟戒酒：吸烟和饮酒会对心脏造成损害，对于高原心脏病患者来说更是如此。建议戒烟戒酒，保持健康的生活方式。

总之，高原心脏病患者应该注意饮食和生活方式的调整，以促进康复。同时，还应该定期进行体检，及时发现和治疗心脏病。

61. **高原心脏病对寿命有影响吗**？

高原心脏病对寿命的影响是比较复杂的。一方面，高原心脏病的伴随症状会影响患者的生活质量，甚至会导致患者的死亡。另一方面，高原心脏病的发生与高海拔地区的气候和环境有关，如果患者离开高海拔地区，症状会逐渐减轻或消失，这也就意味着高原心脏病并不一定会对寿命产生直接的影响。然而，如果高原心脏病得不到及时的治疗，症状会逐渐加重，最终可能导致心力衰竭、肺动脉高压等严重后果，这些后果会对患者的寿命产生直接的影响。因此，及时治疗高原心脏病是非常重要的。

62. 高原心脏病可以自愈吗？

一般而言，高原心脏病并不能自愈。如果患者出现了高原心脏病的症状，应及时就医，接受专业治疗。如果不及时治疗，高原心脏病的症状可能会加重，甚至导致严重的并发症，危及生命。除了治疗，预防高原心脏病的发作也非常重要。预防措施包括适当休息、饮食调节、适当运动、药物预防等。如果需要前往高海拔地区，应提前做好充分的准备，包括适应性训练、药物预防等。这样可以有效地降低高原心脏病的发生率，缓解病情。

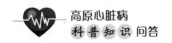

63. 高原心脏病会不会复发？

患者一旦患上高原心脏病，就有可能会复发。高原心脏病的复发与多种因素有关，包括高原适应性、环境因素、个体差异以及治疗不当等。

（1）高原适应性不足：如果患者在高原环境下逗留时间过长，或者适应能力不足，就有可能导致高原心脏病的复发。

（2）高原环境因素：高原环境下氧气供应不足、气压低等因素会对心脏造成负荷，从而导致高原心脏病的发作。如果患者在高原环境下暴露时间过长，或者遭遇恶劣的天气条件，也会增加高原心脏病的复发风险。

（3）个体差异：不同的人对高原环境的适应能力不同，有些人可能更容易患上高原心脏病，也更容易复发。

（4）治疗不当：如果患者在治疗过程中没

有按照医生的建议进行治疗，或者原有慢性病（如高血压、糖尿病等）没有得到有效控制，也会增加心脏病的复发风险。

（5）应激状态：如情绪压力、过度劳累等，这些应激状态可能会增加心脏负担，从而增加复发风险。

64. 如何防止高原心脏病复发？

如果不及时治疗和预防，高原心脏病会再次发作，给患者的身体健康带来严重的影响。通过以下几个方面可防止高原心脏病再次发作。

（1）加强锻炼：适当的锻炼可以增强心肺功能，提高身体的适应能力，从而预防高原心脏病的再次发作。但是，锻炼的强度和方式需要根据个人的身体状况和高原环境来进行调整。一般来说，初到高原的人应该逐渐增加锻炼的强度和

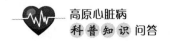
时间，避免过度劳累。同时，应该选择适合自己的锻炼方式，如散步、慢跑、打太极拳等，避免剧烈运动。

（2）保持良好的生活习惯：保持良好的生活习惯也是预防高原心脏病再次发作的重要措施。首先，要保持充足的睡眠，避免熬夜和过度疲劳。其次，要注意饮食健康，多吃蔬菜、水果，少吃油腻和辛辣食物。此外，要戒烟戒酒，避免饮酒和吸烟对心脏造成损害。

（3）药物治疗：药物治疗是高原心脏病的重要治疗手段，也是预防再次发作的重要措施。常用的药物包括硝酸甘油、利尿剂、钙通道阻滞剂等。这些药物可以缓解心脏负荷，降低血压，改善心脏功能，从而预防高原心脏病的再次发作。但是，药物治疗需要在医生的指导下进行，不能自行使用药物。

（4）定期体检：定期体检是预防高原心脏病再次发作的重要措施。定期体检可以及时发现心脏病变和其他健康问题，及时采取措施进行治疗和预防。一般来说，高原地区的居民和旅游者应该每年进行一次体检，以确保身体健康。

（5）避免高原反应：高原反应是高原环境下常见的一种身体反应，包括头痛、恶心、呕吐、乏力等症状。如果高原反应严重，会对心脏造成负担，增加高原心脏病的发生风险。因此，避免高原反应也是预防高原心脏病再次发作的重要措施。

总之，预防高原心脏病再次发作需要综合考虑多个因素，包括锻炼、生活习惯、药物治疗、定期体检和避免高原反应等。只有采取综合措施，才能有效预防高原心脏病的再次发作，保障身体健康。

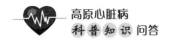

65. **回到平原后，高原心脏病能康复吗?**

一般情况下，高原心脏病患者在返回平原地区后，由于平原地区氧气含量相对较高，气压较大，有利于供氧和减轻心血管系统的负担，心脏和血管系统不再需要应对高海拔环境下的缺氧应激，症状会逐渐减轻或消失。然而，需要注意的是，如果高原心脏病患者在高海拔地区暴露时间较长或病情较为严重，有肺动脉高压、心肌缺血、心力衰竭等，有时可能在返回平原后仍会有一定的持续症状，随着时间的推移以及长期的治疗，症状会逐渐减轻。

其次，高原心脏病患者的年龄、身体状况等也会影响恢复的速度和效果。年轻、身体健康的患者回到平原后，身体适应能力较强，恢复速度也会比较快。年龄较大、身体状况较差的患者，恢复速度可能会比较慢，需要进行更长时间的康复。

高原心脏病患者回到平原后能否完全恢复，需要具体情况具体分析。患者的病情严重程度、年龄、身体状况等都会影响恢复的速度和效果。但是，只要患者积极进行治疗和康复，保持良好的生活习惯，遵医嘱进行治疗，就有望逐渐恢复健康。

66. 高原心脏病患者需要终身服用药物吗？

高原心脏病一旦形成，一般就很难完全治愈。药物治疗是高原心脏病的首选治疗方法，对于高原心脏病患者，是否需要终身服用药物取决于病情的严重程度和个体化的治疗方案。对于一些轻度的高原心脏病患者，可能只需要短期或间断地使用药物进行症状缓解和治疗。但是，对于病情较为严重的患者，特别是存在严重心功能不全或心血管并发症的患者，可能需要终身服用药

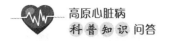
物来稳定病情，减轻症状，防止病情进展和并发症的发生。

67. 高原心脏病患者是否需要额外地补充电解质？

对于高原心脏病患者来说，适当地补充电解质是必要的。电解质是指在水中可以分离出带电离子的化学物质，主要包括钠、钾、氯、钙、镁等元素。它们在体内发挥着重要的生理功能，如维持细胞内外环境的平衡、调节神经肌肉的功能、促进能量代谢和维持生命活动等。

在高原环境下，由于体液的排泄增加和饮水减少，容易出现电解质失衡的情况，如低钠血症、低钾血症等。因此，我们需要保证充足的水分摄入，以避免脱水和电解质失衡的情况。此外，我们还可以通过饮用含有电解质的饮料来补充体内的电解质，如运动饮料、盐水等。这些饮料中含有适当比例的钠、钾、氯等元素，可以帮助恢复体力、调节体液和维持电解质平衡。

除了以上措施，我们还可以通过合理的饮食来补充电解质。在高原上，我们需要多食用含有电解质的食物，如海带、紫菜、豆腐、豆浆等。这些食物中富含钠、钾、镁等元素，可以帮助维持身体的正常代谢和补充电解质。

然而，过量的电解质摄入也会对身体健康造成不良影响。例如，过量的钠摄入会导致水肿、高血压等症状，过量的钾摄入则会对肾脏造成损伤等。因此，在进行电解质补充时，我们需要根据自身情况和医生的建议来适量补充，避免过量摄入。

68. 高原心脏病患者是否能够继续在高原地区生活和工作？

对于患有高原心脏病的人来说，是否能够继

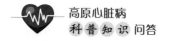
续在高原地区生活和工作，需要综合考虑患者的病情、高原环境的适应能力、工作内容以及医疗条件等。

首先，需要评估患者的病情严重程度。对于轻度的高原心脏病患者，可以通过适当的休息和药物治疗来缓解症状，继续在高原地区生活和工作。但是对于病情较为严重的患者，由于他们的心脏功能受损较严重，建议避免在高原地区生活和工作，以降低心脏负担，减少病情加重的风险。

其次，需要评估患者的身体适应能力。患者的整体健康状况包括体能状态、肺功能、血液循环状况等，都会影响在高原地区生活的能力。如果患者的身体适应能力较强，可以通过逐渐适应高原环境、加强锻炼等方式来提高身体适应能力，从而继续在高原地区生活和工作。但是如果患者的身体适应能力较差，建议尽量避免长期在高原地区生活和工作。

此外，需要评估患者的工作环境和生活条件。如果患者的工作环境和生活条件较为恶劣，容易加重病情，建议尽量避免长期在高原地区生活和工作。如果患者的工作环境和生活条件较好，可以通过适当的休息和药物治疗来缓解症状，继续在高原地区生活和工作。

最后，需要了解高原地区的医疗条件是否完善，有无心脏专科医生及抢救设备，是否有完善的紧急医疗救援措施和通道。同时需要定期进行健康检查，及时发现病情变化，采取相应的治疗措施，从而保证身体健康。

 69. 如果必须留在高原，应该采取哪些措施来减轻高原心脏病的症状？

高原心脏病患者应该遵循适应性升高的原则，逐渐适应高原环境。在高原地区生活的前几天，应该减少体力活动，避免剧烈运动，以免加

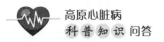
重症状。同时，要保持充足的睡眠和饮食，增加水分摄入量，以保持身体的水分平衡。另外，适当饮食，睡前不宜过饱：进食过多会增加胃肠负担，影响睡眠质量。

高原心脏病患者也应该进行适当的运动。适当的运动可以增强心肺功能，提高身体的适应能力。但是要注意运动强度和时间，不要过度运动，以免引起心脏负担过重。

最后，高原心脏病患者应该保持良好的心态。心态对身体健康有着重要的影响。要保持乐观、积极的心态，避免过度紧张和焦虑。

70. 高原心脏病患者可以饮酒吗？

高原心脏病患者应该避免饮酒，保持健康的生活方式。

首先，高原心脏病患者的心肺已经处于一种

负担较重的状态，饮酒会使血管扩张，血压下降，心脏需要更多的氧气和营养物质来维持正常的功能，这会使心脏负担加重，导致心悸、气促等症状。其次，高原心脏病患者需要长期进行药物治疗，饮酒会影响药物的吸收和代谢，降低药物的治疗效果，导致病情加重。此外，如果高原心脏病患者的睡眠质量较差，饮酒会进一步影响睡眠质量，导致症状加重。

因此，高原心脏病患者为了心脏健康，应该尽量避免或严格限制饮酒。

71. 高原心脏病患者可以吸烟吗？

高原心脏病患者应该戒烟。

在高海拔环境下，缺氧和低气压会加重高原心脏病的症状和并发症。吸烟会使血液中的氧气流失加速，进一步加重缺氧情况，给高原心脏病

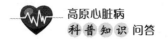
患者带来更大的健康风险。其次，吸烟对免疫系统有抑制作用，增加感染风险，特别是在高原地区，医疗资源有限，预防感染尤为重要。更重要的是，吸烟还是多种癌症的主要风险因素，包括肺癌、口腔癌和食管癌等。

因此，高原心脏病患者应完全避免吸烟，以减少对心脏和呼吸系统的负面影响，确保药物疗效，并降低心脏病并发症和其他疾病的风险。为了健康和安全，应该严格遵守医生的建议，保持无烟生活方式，这是保护心脏健康的关键。

72. 高原心脏病患者可以进行体育运动吗？

对于患有高原心脏病的人来说，适当的体育运动可以帮助改善心血管状况，增强体能和耐力。在进行体育运动时，身体会产生一系列生理反应，如心率加快、呼吸加深等，这些反应都会促进心肺功能和血液循环，但也需要根据具体情况谨慎选择体育运动。

首先，选择合适的运动项目。不同的体育运动对心脏的影响也不尽相同，高强度的锻炼会使心率和血压升高，增加心脏的负荷。因此患有高原心脏病的人应该避免高强度的体育运动，如激烈的长跑、爬山等。相反，适量的有氧运动，如散步、慢跑、游泳等，可以帮助改善心肺功能，提高身体对氧气的利用率，减轻高原缺氧对心脏的影响。

其次，运动强度和时间应该逐渐增加，不宜过度。一般来说，每周进行 3～5 次、每次 30～60 分钟的有氧运动是比较适宜的。同时，需要根据自身情况进行调整，如运动时出现胸闷、气促、心悸等症状，应该立即停止运动。

此外，高原心脏病患者需要注意运动环境。在高原地区进行运动时，需要注意氧气含量的变化。一般来说，海拔 3 000 米以下的地区，氧气

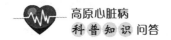
含量相对较高，对于高原心脏病患者来说比较安全。在海拔 3 000 米以上的地区，氧气含量较低，容易引起缺氧反应，对于高原心脏病患者来说是比较危险的。因此，在高原地区进行运动时，需要逐渐适应环境，避免过度运动。

最后，高原心脏病患者需要注意运动前后的饮食和休息。运动前应该适当进食，以保证身体有足够的能量。运动后应该适当休息，以恢复身体的能量和状态。同时，需要注意补充水分，避免脱水。

此外，高原心脏病患者在进行体育运动时还需要注意以下几点：

（1）首先应该咨询专业的医生或健康管理师，根据个体情况制订适合自己的运动计划，并进行定期的运动评估和监测。

（2）在进行体育运动前应该进行适当的热身，包括肌肉拉伸、深呼吸等。

（3）运动时需要注意呼吸规律，尤其是在

高海拔环境下，要避免过度呼吸或憋气，以减轻心脏负荷。

（4）冬季寒冷天气和夏季高温天气下运动时也需要注意保暖和防晒，以避免身体受到过度刺激。

总之，高原心脏病患者可以进行体育运动，但是需要在医生的指导下进行，并注意运动强度和时间、运动环境、运动前后的饮食和休息等方面的问题。只有科学合理地进行体育运动，才能达到锻炼身体、增强体质的目的。

73. 是否可以通过饮食调理改善高原心脏病的症状？

饮食调理是改善高原心脏病症状的一种方法。适当的饮食可以促进身体的营养吸收，增强身体的免疫力；其次，科学合理的饮食可以降低血脂、血压和血糖等指标，减轻心血管系统的负

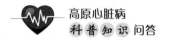

担，有助于改善症状。以下是一些饮食调理的具体建议：

（1）增加富含抗氧化剂的食物：抗氧化剂可以帮助减少体内的氧化应激，保护心脏健康，如新鲜蔬菜、水果、坚果等。

（2）增加富含 Omega－3 脂肪酸的食物：Omega－3 脂肪酸有助于降低炎症，保护心脏健康，如深海鱼类（鲑鱼、沙丁鱼、金枪鱼等）、亚麻籽、核桃等。

（3）增加富含钾的食物：钾有助于调节心脏节律和血压，香蕉、土豆、菠菜等都是钾的良好来源。

（4）选择红肉替代品：选择鸡肉、鱼类或植物性蛋白质（如豆腐、豆类）作为红肉的替代品，可以减少饱和脂肪的摄入。

此外，合理的饮食习惯也是预防高原心脏病的重要措施。在高原环境下，应养成慢慢进食的习惯，避免暴饮暴食。同时，加强体育锻炼，增强身体机能，可以减轻高原反应症状和心脏负担。但是，饮食调理只是辅助治疗，不能完全取代其他治疗方法，如药物治疗、手术治疗等，因此，患者还需要结合医生的建议，采取多种措施进行治疗。

74. 高原心脏病有哪些饮食禁忌？

除了要控制身体活动强度和采取药物治疗外，高原心脏病患者的饮食也需要特别关注。那么，高原心脏病患者需要避免哪些食物呢？

（1）高盐食品：高盐食品包括咸菜、腌制品、方便面等，这些食品会使体内水分和盐分失衡，导致血压升高，心脏负担增加。因此，高原心脏病患者应该减少高盐食品的摄入，并尽量使用低盐调味料。

（2）高脂肪食品：高脂肪食品包括油炸食

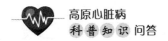
品、肥肉、奶油等，这些食品既容易引起消化不良，又会增加心脏负担，导致高原心脏病加重。

（3）高胆固醇食品：高胆固醇食品包括蛋黄、动物肝脏、虾、蟹等，这些食品不仅会使血液中的胆固醇含量升高，还会对心脏健康产生不利影响。

（4）咖啡和茶：咖啡和茶都含有咖啡因，咖啡因具有刺激心脏的作用，导致心跳加快，对高原心脏病患者来说不太适宜，应限制咖啡因的摄入量。

（4）烟、酒：烟草和酒精都会对心脏健康产生不良影响，吸烟会导致氧气供应不足，而酒精则会让血压升高，增加心脏负担。

（5）辛辣食品：辛辣食品会刺激胃肠道，导致不适，尤其是对于有胃部敏感或消化问题的人。

75. 患有高原心脏病后，还能前往高原旅游吗?

患有高原心脏病的患者前往高原旅游需要非常谨慎。高原环境对身体的挑战较大，尤其是对于心脏病患者来说。因此，在决定是否前往高原旅游前，需要综合考虑以下几个因素，并采取相应的预防措施:

(1) 在计划前往高海拔地区旅游之前，患有高原心脏病的患者应该咨询医生，并接受全面的身体检查和评估。医生将根据患者的病情和身体状况，决定是否适合前往高原地区。如果医生认为患者可以前往高原地区，建议采取适应性上山的方法。即在前往更高的海拔地区之前，先选择一个较低的高海拔地方逗留几天，使身体逐渐适应高原环境。

(2) 了解当地医疗资源和急救通道，随身携带急救药品和医生开具的紧急处理方案。在高原地区旅行时，确保家人或同伴了解你的健康状

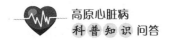
况和急救措施。尽量选择气候温和的季节前往高原地区，避免极端天气对身体的额外压力。

（3）在旅行中，合理的旅游方式可以减轻高原心脏病患者的身体负担。建议采取慢性、适度的行动方式，如步行、观光车游等。同时，也需要在适当的时候进行休息和补氧，以保证身体的健康。

（4）尽量缩短在高原地区的逗留时间，减少对身体的持续压力。合理计划行程，避免长时间暴露在高海拔环境中。

最后，患有高原心脏病的人应该随时关注自己的身体状况。如果出现胸闷、气促、心悸等症状，应该立即停止活动，并及时就医。在高原旅游期间，应该随时携带必要的药物和急救设备，以便应对突发情况。

76. 如何预防高原心脏病？

预防高原心脏病的关键在于减少高原环境对心脏的不良影响，并采取一系列措施来维护心脏健康。

（1）评估自身健康状况：在前往高海拔地区之前，需要先确保自己的健康状况良好。如果有心脏疾病、急慢性呼吸系统疾病或其他健康问题，需要咨询医生并获得适当的治疗建议。身体处于健康状态更容易适应高海拔环境。

（2）慢慢适应海拔：如果您从低海拔地区到高海拔地区旅行，在前往高海拔地区之前慢慢适应海拔是很重要的。这个过程中需要足够的时间，以确保身体有足够的时间适应海拔的变化。通常需要 1~3 天时间逐渐升高到目的地所在的海拔高度。请记住，适应海拔需要时间，因此旅游计划应预留充足的时间，以便身体适应环境。

（3）注意饮食：在高海拔地区时，饮食也

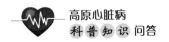
需要特别注意。饮食应以清淡、易消化的为主，避免过度饮酒和过多进食脂肪和辛辣食物。同时，饮用足够的水有助于保持身体水分平衡。

（4）避免过度劳累：在高原地区旅行时，需要避免过度劳累。应该根据自身情况选择适当的运动方式和强度，并注意休息。如果出现胸闷、气促、心悸等症状，应该立即停止运动。在高海拔地区，要保证充足休息，由于氧气含量较低，身体需要更多的休息和睡眠来恢复体力和适应环境。

（5）氧气供应：在高海拔地区，空气中的氧气含量较低，容易引起缺氧反应。可以使用一些工具来增加身体的氧气供应，例如吸氧袋、氧气罐等。这些工具可以帮助减轻身体对缺氧的反应，并减轻高原反应的症状。

（6）注意药物使用：在高原地区旅行时，需要注意药物使用。一些药物会影响身体对高原环境的适应能力，增加高原心脏病的发生风险。

因此，在使用药物前，需要咨询医生的意见。对于一些特定人群，如有心血管疾病史的人，特别是高原心脏病的高风险人群，可以在医生建议下使用一些高原药物，以预防高原反应和高原心脏病。

（7）注意心理调节：在高原地区旅行时，需要注意心理调节。高原环境会对身体和心理产生一定的影响，容易引起情绪波动。因此，需要保持心情愉悦，避免过度紧张和焦虑。

77. 高原心脏病患者是否能乘坐高铁或飞机？

在日常生活中，许多高原心脏病患者需要乘坐交通工具来处理个人和工作事务，比如高铁和飞机。高铁车厢内的气压和氧浓度相对稳定，并且高铁一般在中低海拔地区运行，相对于飞机，高铁的海拔变化较小，适应起来相对容易。而飞

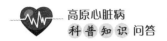

机起飞和降落时，舱内气压会发生变化，可能对心脏病患者产生影响。此外，飞机高空飞行时，舱内氧气含量会比地面低，可能引发缺氧症状。

因此，在出行时应注意以下几点：

（1）建议高原心脏病患者在乘坐高铁或飞机前咨询专业医生，并进行身体检查。在咨询医生时，您需要告知医生自己的病史、症状和目前正在使用的药物等信息，以便医生针对个人情况做出适当的建议。如果您的病情比较严重，建议您暂时不要乘坐高速交通工具。

（2）优先选择直达高铁列车，减少换乘和旅途中的劳累。如果需要乘坐飞机出行，建议尽量选择短途直飞航班，减少中途停留和飞行时间。

（3）随身携带医生开具的病情证明和药物使用说明，便于在紧急情况下得到帮助。

（4）在旅途中，定时监测自己的身体状况，保持良好的休息和充足的水分摄入，出现不适时及时告知乘务人员并寻求帮助。

（5）建议购买包含紧急医疗救助的旅行保险，以便在紧急情况下获得及时的医疗服务。

高原心脏病患者在考虑乘坐高铁或飞机时，应该谨慎评估自身的健康状况，遵循医生的建议，并采取适当的预防措施，以确保旅行安全。

78. 高原心脏病患者是否可以接种疫苗？

高原心脏病患者能否接种疫苗，取决于具体的病情和疫苗的种类。以下是一些考虑因素和建议：

首先，咨询心脏病专科医生，根据具体病情评估是否适合接种疫苗。医生会根据患者的心脏功能、病情稳定性和既往病史，给出专业建议。

其次，不同疫苗对接种者的健康状况有不同要求，某些疫苗可能不适合心脏病患者。一定要

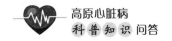
仔细阅读疫苗的说明书，充分了解疫苗的作用、可能的副作用和注意事项，知情同意后再接种。

此外，接种疫苗应选择在病情稳定、没有急性发作时接种。接种前保持放松，避免过度紧张。如果有疑虑，可以寻求家人或朋友的支持和陪伴。接种时携带个人病历和日常服用的药物，便于医生了解病情，出现不适时及时服药。接种后在接种点至少观察 15 ~ 30 分钟，以确保无急性不良反应。如果出现异常反应，如严重过敏、呼吸困难等，立即就医并告知医生接种史。

列举一些常见疫苗及高原心脏病患者的适应性：

（1）流感疫苗：通常建议接种，心脏病患者属于流感的高危人群，通常建议每年接种流感疫苗以减少流感感染风险。

（2）新冠疫苗：一般建议接种，多数心脏病患者可以安全接种新冠疫苗，接种可以降低感染新冠病毒的风险及其引发的并发症。接种后密切监测身体反应，出现异常及时就医。

（3）肺炎疫苗：建议接种，肺炎疫苗对于预防肺炎链球菌感染非常有效，尤其适合心脏病患者。接种前进行评估，以确保安全性。

（4）其他疫苗：需要具体分析，如需接种其他疫苗（如乙肝疫苗、狂犬疫苗等），应具体情况具体分析，并在医生指导下进行。

综上，高原心脏病患者在考虑接种疫苗时，应首先咨询医生，进行个体化评估。在医生的指导下，合理接种疫苗，以预防疾病并保护自身健康。

79. 高原心脏病对生育和妊娠是否有影响？

对于高原心脏病患者来说，生育和妊娠都存在一定的风险和影响。

首先，高原心脏病对女性生育可能会产生一

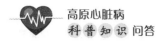
定的影响。一些研究表明，高原缺氧会对生殖系统产生不利影响，如影响女性卵巢功能，使其受孕能力降低。此外，在高海拔地区，氧分压降低导致的低氧血症可以影响孕妇胎盘内的胎儿发育。例如，孕妇在高原地区生育的儿童的体重较轻，出生缺陷的概率也相对较高。

其次，高原心脏病对女性妊娠有一定的风险。在高海拔地区，由于缺氧的影响，孕妇往往需要更高的心输出量来满足组织氧需求，因此，孕妇容易发生心脏负荷过重的情况，从而出现持续性心悸、呼吸困难等症状。不仅如此，缺氧也会影响孕妇的血压、肺功能和代谢功能，增加产前并发症的风险。另外，对于那些已经患有高原心脏病的孕妇，妊娠进一步增加了心血管病的负荷，加剧了病情。严重时还可能引发妊娠高血压综合征、胎盘早剥、胎儿宫内发育迟缓等并发症。

高原心脏病对女性生育和妊娠都可能会产生

一定的影响，这需要我们在预防和治疗方面给予足够的重视。对于那些需要怀孕的女性，一定要提前了解自身状况，进行全面的身体检查，评估患者的心血管功能和病情严重程度，以确定是否适合怀孕。聆听专业医生的建议，合理安排自身生活，以避免不必要的风险和损伤。

80. 如果高原心脏病患者怀孕，在妊娠期间需要注意什么？

高原心脏病患者在妊娠方面需要注意以下几点，在医生的指导下进行相关操作，以保证母婴的健康和安全。

（1）孕期监测：对于已经怀孕的高原心脏病患者，需要进行定期的孕期监测。监测内容包括血压、心率、心电图等指标，以及胎儿的生长和发育情况。如果出现异常情况，应及时采取措施。

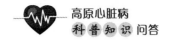
（2）妊娠期间的药物治疗：对于高原心脏病患者来说，妊娠期间的药物治疗需要特别注意。一些药物可能会对胎儿产生不良影响，因此需要在医生的指导下进行药物治疗。

（3）妊娠期间的休息和饮食：妊娠期间，高原心脏病患者需要注意休息和饮食。适当的休息可以减轻心血管系统的负担，而合理的饮食可以保证胎儿的营养需求。

（4）分娩方式：对于高原心脏病患者来说，分娩方式也需要考虑。一般来说，自然分娩对于心血管系统的负担较大，因此可以考虑剖宫产。

81. 高原心脏病是否会遗传？

高原心脏病是由于长期生活在高原地区，由于低氧环境导致的一系列心血管结构和功能的改变。这种病状通常不是遗传的，而是后天环境因素影响的结果。遗传因素在心血管疾病中确实有一定的作用，但是高原心脏病主要是由于高原特有的环境因素引起的，如低氧、强紫外线、干燥气候等。

然而，个体对低氧环境的适应性差异可能与遗传有关。有些人可能由于遗传因素而更能适应高原环境，而有些人则可能更容易出现高原心脏病等适应不良的症状。但是，这种遗传影响更多地体现在个体对低氧环境的适应性上，而不是直接遗传高原心脏病本身。

总的来说，高原心脏病本身不是遗传病，但个体对高原环境的适应性可能受到遗传因素的影响。如果家族中有心血管疾病的遗传倾向，那么个体在高原环境中可能更容易出现心血管问题。

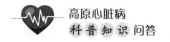

82. 高原心脏病是否可以通过基因检测进行筛查？

基因检测是通过检测人体基因序列中的变异来判断个体是否患有某种疾病或患病风险的一种方法。目前，基因检测在心血管疾病的预测和诊断中已经有所应用，特别是在某些具有遗传倾向的心脏病中，如家族性高胆固醇血症、遗传性心律失常等。然而，对于高原心脏病，基因检测的应用还相对有限。

尽管有一些研究在探索与高原适应相关的基因，例如 *EPAS1* 和 *EGLN1* 基因，这些基因与低氧诱导因子（HIF）的稳定性和功能有关，但是目前还没有足够的证据表明这些基因变异可以直接用于预测或筛查高原心脏病。

因此，尽管基因检测可能在将来为高原心脏病的风险评估提供帮助，但目前来说，它并不是一个常规的筛查工具。对于居住在高原地区或计划前往高原地区的人们，更常见的建议是通过逐步适应高原环境、避免剧烈运动、保持良好的生活习惯和适当的医疗监测来减少高原心脏病的发生风险。如果有心血管疾病的家族史或其他风险因素，应该咨询医生进行适当的评估和监测。

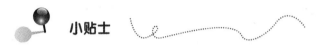

小贴士

——HIF－1α：缺氧诱导因子－1，即低氧诱导因子－1（hypoxia inducible factor－1，HIF－1）HIF－1是具有转录活性的核蛋白，具有相当广泛的靶基因谱，其中包括与缺氧适应、炎症发展及肿瘤生长等相关的近100种靶基因。当其与靶基因结合后，通过转录和转录后调控使机体产生一系列反应，有些反应尽管带有适应代偿性质，但也常给机体带来病理性损害，如低氧性肺动脉高压、肿瘤加速生长等。

——VEGF：血管内皮生长因子（vascular

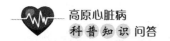

endothelial growth factor，VEGF），是一种高度特异性的促血管内皮细胞生长因子，在不同的细胞中具有不同的细胞类型表达和功能。启动 VEG-FR 信号通路，触发一个网状的信号过程，从而促进血管通透性增加、血管内皮细胞生长、迁移和存活、促血管形成等作用。

83. 高原心脏病患者如何克服心理压力？

高原心脏病患者在面对情绪波动和心理压力时，可以采取以下方法来克服：

（1）寻求支持：与家人、朋友或心理咨询师进行交流，分享自己的感受和困扰。他们的支持和理解可以帮助减轻情绪负担。

（2）学习放松技巧：学习和练习放松技巧，如深呼吸、渐进性肌肉松弛等。这些技巧可以帮助缓解紧张和焦虑，提升心理健康。

（3）建立积极的生活方式：保持规律的作息时间，合理安排工作和休息，保证充足的睡眠。同时，均衡饮食、适度运动和避免过度劳累也是非常重要的。

（4）寻找喜好和爱好：参与自己感兴趣的活动和爱好，如阅读、绘画、听音乐、旅行等，可以分散注意力，增加快乐和满足感。

（5）接受心理治疗：如果情绪波动和心理压力较大，可以寻求专业的心理治疗师的帮助。心理治疗可以帮助患者更好地应对情绪问题和心理压力。

（6）遵循医生建议：按照医生的指导进行药物治疗和定期复诊，保持良好的药物依从性。同时，遵循医生的建议进行生活方式调整，如限制盐摄入、戒烟戒酒等。

（7）注意自我观察：学会观察自己的情绪和心理状态，及时发现问题并采取相应的措施。如果情绪波动和心理压力持续存在或加重，应及

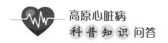
时与医生沟通并寻求帮助。

总之，高原心脏病患者在面对情绪波动和心理压力时，需要积极应对并采取相应的措施来保持心理健康。与他人交流、学习放松技巧、保持积极的生活方式以及寻求专业帮助都是有效的方法。

84. 高原心脏病患者的家属可以做些什么？

高原心脏病对患者的身体健康造成极大威胁，也对患者的家庭带来了极大的负担和挑战。作为高原心脏病患者的家属，你需要提供情感上和物质上的支持，在日常生活中帮助患者控制疾病，让他们得到更好的治疗效果。以下是一些建议：

（1）了解高原心脏病的症状和治疗方法：了解高原心脏病的症状、治疗方法以及可能的并发症是非常重要的。家属可以通过阅读相关的书籍、网站或咨询医生来了解这方面的知识。这样可以帮助家属更好地理解患者的病情，提供更好的支持和帮助。

（2）帮助患者控制饮食：高原心脏病患者需要控制饮食，避免过度饮食和暴饮暴食。家属可以帮助患者制订健康的饮食计划，包括控制饮食量、减少盐分和脂肪摄入等。

（3）帮助患者保持适当的运动：适当的运动可以帮助患者缓解病情，提高身体素质。家属可以帮助患者选择适当的运动方式，如散步、慢跑、骑车等。但是，需要注意的是，患者在进行运动时应该避免过度劳累和剧烈运动。

（4）帮助患者保持良好的心态：高原心脏病患者容易出现情绪波动，家属可以帮助患者保持良好的心态。可以通过陪伴、聊天、听音乐等方式来缓解患者的情绪，让他们感到温暖和关爱。

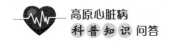
（5）协助治疗：高原心脏病患者需要定期去医院复诊，家属可以帮助患者安排好复诊时间，并陪伴患者一起去医院，给予他们力量和勇气。在医院期间，家属可以帮助患者处理一些日常事务，比如完成费用报销手续、购买药物等，并陪同患者去医院，在医生的指导下，及时调整治疗方案，可以有效地控制病情。此外，高原心脏病患者需要长期服用药物，家属可以协助患者购买所需药物，并且帮助患者按时服药、掌握正确的用药方法。

（6）提供必要的照顾和帮助：高原心脏病患者需要特殊的照顾和帮助，家属可以提供必要的照顾和帮助，如帮助患者洗衣、做饭、购物等，这样可以减轻患者的负担，让他们感到温暖和关爱。

（7）提供情感支持：高原心脏病对患者的心理和情感影响很大，包括焦虑、抑郁等。患者往往需要家人的关注和支持。家属应该尽可能多地去陪伴患者，关心他们的身体和情绪状况，让他们感到被关心和被爱。同时，家属可以引导患者保持积极乐观的心态。

85. 高原心脏病是否属于职业病？

职业病是指在特定职业环境下，由于接触某种物质或处于某种工作状态而引起的疾病。高原心脏病是指长期居住或工作在高原地区的人群中，由于低氧环境导致的心脏结构和功能的改变。根据《职业性高原病诊断标准》（GBZ 92－2002），职业性高原病包括在高原低氧环境下从事职业活动所致的高原病，其中包括高原心脏病。这意味着，如果个体因为职业原因在高原环境下工作并患上高原心脏病，它可以被认定为职业病。

在高原地区工作的劳动者，如果出现高原心

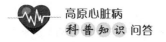

脏病的症状，应及时就医，并根据职业病诊断标准进行评估。如果被诊断为职业性高原心脏病，患者有权获得相应的职业病福利和补偿。需要注意的是，高原心脏病的诊断和处理应遵循国家卫生健康委员会发布的相关法规和标准。劳动者在高原地区工作时，应进行职业健康检查，并采取适当的预防措施，以减少高原病的发生。

86. 有哪些药物可以预防高原心脏病？

一些迹象表明，有些药物可以帮助减轻高原环境带来的不适，或者用于治疗高原心脏病的相关症状。本文将探讨目前已知的一些药物是否能够预防该疾病。

一些药物被认为对预防高原心脏病有益。其中，最常用的药物是硝酸酯类药物。硝酸酯类药物可以扩张血管，增加心肌血流量，从而提高心肌细胞的氧气供应。此外，硝酸酯类药物还可以降低心肌细胞内钙离子浓度，减轻心肌细胞的损伤和死亡。

除了硝酸酯类药物，另外一些其他药物也被认为可以预防高原心脏病。例如，一些抗氧化剂和抗炎药物可以减轻高原缺氧引起的氧化应激和炎症反应，从而保护心肌细胞。此外，一些钙通道阻滞剂和 β 受体阻滞剂也可以减轻心肌细胞内钙离子浓度升高的情况，从而保护心肌细胞。然而，这些药物的有效性和安全性尚未被充分证实，并且需要更多的研究验证其效果。

需要注意的是，药物的预防效果因人而异，不同人的身体状况和高原适应能力不同，因此对药物的反应也不同。其次，药物的副作用也需要引起重视。例如，硝酸酯类药物可能会引起头痛、低血压等不良反应。因此，在使用药物预防高原心脏病时，需要根据个人情况选择合适的药物和剂量，并在医生的指导下使用。

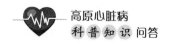

87. 中药可以预防高原心脏病吗？

中药预防高原心脏病的原理主要是通过中药的药理作用来改善人体的氧合状态，增强心肺功能，从而达到预防高原心脏病的目的。具体来说，中药预防高原心脏病的作用主要有以下几个方面：

（1）改善血液循环：中药中含有多种有效成分，可以促进血液循环，增加血氧含量，从而改善人体的氧合状态。例如，藏红花、红景天等中药都具有促进血液循环的作用，可以有效预防高原心脏病的发生。

（2）增强心肺功能：中药中含有多种有效成分，可以增强心肺功能，提高人体的耐受力。例如，人参、黄芪等中药都具有增强心肺功能的作用，可以有效预防高原心脏病的发生。

（3）调节免疫系统：中药中含有多种有效成分，可以调节免疫系统，提高人体的抵抗力。

例如，黄芪、当归等中药都具有调节免疫系统的作用，可以有效预防高原心脏病的发生。

（4）缓解高原反应：中药中含有多种有效成分，可以缓解高原反应，减轻高原病的症状。例如，藏红花、红景天等中药都具有缓解高原反应的作用，可以有效预防高原心脏病的发生。需要注意的是，中药预防高原心脏病虽然可能具有一定的效果，但是并不是所有人都适合使用中药预防。因此，在使用中药预防高原心脏病之前，最好先咨询医生或者中医师的意见，以免出现不良反应。

88. 口服维生素可以预防高原心脏病吗？

目前的科学研究尚未得出明确的结论，口服维生素是否可以预防高原性心脏病还需要进一步的研究和证据支持。

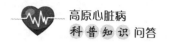
维生素是人体生命活动中必需的有机化合物，包括维生素 A、维生素 B、维生素 C、维生素 D、维生素 E 和维生素 K 等，提供了人体生长、代谢和免疫等方面所需的营养物质。过去的一些研究表明，人在处于高海拔地区时，由于缺氧等因素，体内维生素 C、铁、硒等元素会出现相应的减少，造成免疫力下降、氧化物质过多等负面效应。另外，国内外的一些研究显示，某些维生素可能与高原心脏病发生有相关性，比如维生素 E 和维生素 C。这些维生素具有一定的抗氧化作用，可改善心血管系统的功能，降低发生高原心脏病的风险。一些早期的研究表明，口服维生素 C 和 E 等抗氧化剂可能有助于减轻高原地区氧气稀薄带来的氧化应激，从而减轻高原环境对心血管系统的影响。抗氧化剂被认为可以抵消氧化损伤，减少细胞损伤和炎症反应，可能对高原心脏病的预防具有一定的潜在作用。

但是，这些研究还需要进一步证实其有效性

和安全性，并确定其最佳剂量和使用时间等问题。

此外，口服维生素也存在一定的风险和副作用。过量摄入维生素 C 和维生素 E 可能导致胃肠道不适、头痛、头晕等不良反应。而过量摄入维生素 B 族可能导致神经系统和肝脏的损伤。因此，在口服维生素时需要注意剂量和使用方法，避免出现不良反应。

除维生素外，一些其他营养元素也被认为可能有助于预防高原心脏病的发生，例如含有谷胱甘肽的保健品、亚麻酸等。但是，这些研究需要更加严谨的科学验证。

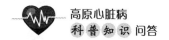
参考文献

［1］吴天一. 高原病的诊断、预防和治疗指南
　　［M］. 兰州：兰州大学出版社，2013.

［2］葛均波，徐永健，王辰. 内科学（第9版）［M］.
　　北京：人民卫生出版社，2018.

［3］何权瀛，王莞尔. 阻塞性睡眠呼吸暂停低通
　　气综合征诊治指南（基层版）［J］. 中国呼吸
　　与危重监护杂志，2015，14（4）：398－405.

［4］中国高血压防治指南（2018年修订版）［J］.
　　中国心血管杂志，2019，24（1）：24－56.

［5］冠心病合理用药指南（第2版）［J］. 中国医学
　　前沿杂志（电子版），2018，10（6）：1－130.

［6］韩旭. 冠心病［M］. 北京：人民卫生出版
　　社，2017.

［7］国家卫生计委合理用药专家委员会，中国药

师协会.心力衰竭合理用药指南(第 2 版)
[M].北京:人民卫生出版社,2019.

[8]葛均波,徐永健,王辰.内科学[M].人民卫生
出版社,2018.

[9]中国全科医学编辑部.2008 年 ACC/AHA/HRS
心脏起搏器植入指南[J].中国全科医学,
2009,12(2):120－121.

[10]杨宝峰,陈建国.药理学[M].人民卫生出版
社,2018.

U025492 7